MÉDECINE TRADITIONNELLE AFRICAINE

PARTICULARITÉS, CONFLITS ET BRICOLAGES DE REPRÉSENTATIONS

Socio-anthropologie et psychologie

Babacar DIOP

MÉDECINE TRADITIONNELLE AFRICAINE

PARTICULARITÉS, CONFLITS ET BRICOLAGES DE REPRÉSENTATIONS

Socio-anthropologie et psychologie

Préface du Pr Issiaka-P. Latoundji Lalèyê

L'Harmattan Sénégal

10 VDN, Sicap Amitié 3, Lotissement Cité Police, DAKAR

senharmattan@gmail.com
senlibrairie@gmail.com

ISBN : 978-2-336-58532-1
EAN : 9782336585321

À Badara DIOP et Fatou BADJI

SIGLES ET ABRÉVIATIONS

BM : Banque mondiale.

CAMES : Conseil africain et malgache pour l'enseignement supérieur.

CHU : Centre hospitalier universitaire.

CODESRIA : Conseil pour le développement de la recherche en sciences sociales en Afrique.

CSTR : Commission scientifique et technique de recherche.

CRDI : Centre de recherche pour le développement international.

CRDS : Centre de recherche et de documentation du Sénégal.

ENDA : Environnement de développement africain.

ENSETP : École normale supérieure d'enseignement technique et professionnel.

ERMURS : Équipe de recherche sur les mutations du rural sahélien.

FMI : Fonds monétaire international.

IFAN Institut fondamental d'Afrique noire.

IRD : Institut de recherche pour le développement.

MT : Médecine traditionnelle.

MTA : Médecine traditionnelle africaine.

MM : Médecine moderne.

OMS : Organisation mondiale de la Santé.

ONG : Organisation non gouvernementale.

OUA : Organisation de l'Unité africaine.

PNDS : Plan national de développement sanitaire.

PNDSS : Plan national de développement sanitaire et Social

PROMETRA : Promotion des médecines traditionnelles en Afrique.

WHA : World Health Assembly (Assemblée mondiale de la santé).

UCAD : Université Cheikh Anta Diop.

UGB : Université Gaston Berger.

REMERCIEMENTS

➢ Mes remerciements s'adressent spécialement au professeur Issiaka-P. LATOUNDJI LALÈYÊ (membre de l'Académie nationale des sciences et techniques du Sénégal). Je suis encore sensible à l'honneur qu'il me fait de préfacer cet ouvrage.

➢ J'exprime ma gratitude à René COLLIGNON, rédacteur de la revue *Psychopathologie africaine* et chercheur au CNRS dans les domaines de l'anthropologie médicale et de la psychiatrie comparée.

➢ Merci à Jean-Pierre OLIVIER de SARDAN pour ses remarques avisées et ses encouragements.

➢ Nous ne pouvons pas oublier les informateurs qui ont discuté avec nous lors de nos recherches de terrain et qui nous ont parfois enseigné une partie de leur connaissance. Leur étroite collaboration a rendu possible ce travail.

➢ Notre gratitude à tous ceux et celles sans lesquels…

PRÉFACE

La socio-anthropologie de la santé est l'un des domaines de spécialisation de Babacar Diop. Après y avoir fait les recherches qui l'ont conduit à son doctorat, il a écrit un livre (*Jinne Maïmouna*) qui l'a conforté dans sa conviction que l'être humain n'est pas une machine uniquement faite de matière et de laquelle il suffirait de purger le système de freinage ou de rafistoler la pompe à eau pour qu'elle se remette à marcher ! L'être humain, lui, n'a pas qu'un corps : il a aussi — sinon surtout — une ou plusieurs âmes et toutes nos religions nous enseignent et nous rappellent qu'il a aussi un esprit. En conséquence, les problèmes qui se posent dans le domaine de la santé mentale sont particulièrement aptes à nous rappeler l'inadéquation de toute approche excessivement mécaniciste, matérialiste et hyper-rationaliste de la santé humaine. Car chez l'être humain, le corps, l'âme (ou les âmes) et l'esprit sont en permanence en interconnexion, et quand il arrive que cet humain soit « malade », aucune approche unilatérale ne saurait espérer le « guérir » en se maintenant dans sa « tour d'ivoire », quelque belle, rationnelle et cartésienne que soit cette tour.

Mais s'il est normal et heureux que Babacar Diop en soit venu à élargir le domaine de son intérêt pour les problèmes de la santé humaine en y incluant la médecine en général et la médecine africaine en particulier, ce que son présent ouvrage sur la *médecine traditionnelle africaine* donne à voir invite son lecteur à « dépasser » les frontières habituellement reconnues à plusieurs sciences — toutes aussi respectables les unes que les autres — pour s'ouvrir à des considérations d'ordre carrément épistémologique.

En effet, les préoccupations relatives à des définitions auxquelles la première partie de ce livre est consacrée ont beau être fouillées et solidement documentées, ce qui honore l'auteur, elles n'en débouchent pas moins sur une impasse sur la voie d'accès à la « médecine africaine traditionnelle » qui se retrouve coincée entre la légitimité et l'illégalité ! Et si, avec raison au demeurant, la deuxième partie du livre expose et décrit cette situation inconfortable de la médecine africaine traditionnelle comme pour l'exorciser, c'est pour ouvrir la voie à une étude de la question de la santé dans la ville de Mbacké ; ce qui donne à l'auteur l'occasion de montrer de quelles manières, dans ce cadre concret aux quatre points de vue, géographique, historique, socio-anthropologique et religieux, les problèmes de la santé humaine qui s'y posent débordent les limites des disciplines scientifiques académiques et bousculent les expertises classiques ayant pignon sur rue ! Car dans ce terroir auquel chacun peut encore accéder quand il le voudra et avec les outils qu'il aura librement choisis, les problèmes de la santé humaine et les questions qui leur sont relatives ne se présentent pas (ou plus) dans un face-à-face de la science avec l'ignorance, de la tradition avec la modernité, de la religion avec la magie, de la sorcellerie et du fétichisme. Ou plutôt et plus exactement, ces oppositions habituellement usitées pour discriminer, dévaloriser et exclure deviennent caduques et dérisoires, obligeant chaque chercheur habitué à s'enfermer superbement dans sa spécialité à descendre de son piédestal pour s'intégrer à toute une cohorte de penseurs occupés à résoudre un problème donné.

Tout se passe comme si, s'étant assigné une tâche et ainsi proposé de résoudre un problème, l'auteur de ce livre raisonnait par l'absurde ou s'offrait une preuve par l'absurde, comme auraient dit les mathématiciens ! Certes, nous sommes ici en sciences dites humaines et sociales et nos problèmes ne sauraient prétendre à la clarté ni à la simplicité des problèmes mathématiques. Mais chaque lecteur pourra « voir », sinon dans la matérialité des trois parties de ce livre, mais dans la démarche de son auteur, une preuve par l'absurde dans la solution donnée ici au problème de l'accès à la médecine africaine traditionnelle.

Car si les définitions les plus strictes et scrupuleuses de la médecine dans l'optique de la science eurocentrée acculent la médecine africaine traditionnelle dans l'impasse ou l'encoignure de la légalité et de la légitimité, c'est que cette science a pour habitude de simplifier le complexe pour lui trouver un remède ! Oui, elle a évolué durant des siècles en s'évertuant à séparer l'humain en parties distinctes pour pouvoir le soigner. Traitée ou soumise à ce régime, la médecine traditionnelle africaine ne peut apparaître qu'avec des lacunes et des manques au regard et par rapport à ce que la médecine est aujourd'hui devenue dans les sociétés industrielles avancées, toutes pétries de rationalité en même temps que d'atomisation, c'est-à-dire de découpages. Il n'y a qu'à se représenter le nombre — grand et grandissant — des spécialistes désormais préposés à l'exercice de la médecine humaine dans ces sociétés pour se rendre compte du degré auquel l'être humain y est émietté et comme parcellisé dans l'optique de la médecine soi-disant scientifique.

Ainsi et contre toute attente, c'est le concept même de « médecine » choisi pour tâcher d'accéder à la « médecine traditionnelle africaine » qui fait peser une lourde hypothèque sur l'ensemble de la démarche qui vise à rendre compte d'une médecine différente de celle des sociétés industrielles avancées ! D'un point de vue épistémologique, pour lever cette hypothèque de départ, il faut pouvoir choisir un concept moins élaboré et moins surchargé par les élaborations « rationalisantes » dont il a fait l'objet pour espérer échapper aux superpositions d'idées et d'opérations qui ont fait de la médecine ce qu'elle est aujourd'hui devenue dans ces sociétés industrielles avancées. Bien plus sournoisement que l'hypothèque que constitue la « médecine » comme concept de départ et de référence, une autre hypothèque encombre le chemin d'accès à ce que l'on pourrait considérer comme la « médecine traditionnelle africaine » ; c'est le sentiment de supériorité et d'autosuffisance scientifique des savants africains issus de l'école européenne. Ce sont ces experts produits par les sociétés industrielles avancées qui sont les plus acharnés à dénoncer l'irrationalité des savoirs de leurs terroirs d'origine dans les mailles desquels la médecine africaine continue de vivre et survivre. C'est ce qui fait dire à Babacar Diop que dans la ville de Mbacké, la médecine africaine est à la fois combattue par la médecine islamique et par la médecine européenne !

Évidemment, il ne s'agit pas de choisir une « non-raison » et de l'opposer à la raison sous prétexte que la raison serait non africaine et/ou réservée à d'autres cultures et pensées. Il s'agit, au contraire et plus simplement — pour ne pas dire naïvement —, d'éviter qu'une forme advenue de la raison n'empêche l'observateur actuel de reconnaître certaines des formes antérieures de la seule et même raison humaine ! Car il n'y a qu'une raison humaine et malgré les formes que lui font prendre les cultures et sociétés qui se succèdent dans l'histoire de l'humanité, cette raison demeure le meilleur instrument pour accéder aux différents paliers de son propre développement.

Mais si le troisième chapitre du livre de Babacar Diop administre la preuve par l'absurde au problème de l'accès à la médecine traditionnelle africaine, il semble le faire à son corps défendant puisque ce chapitre se termine à l'endroit précis où il devrait commencer. Mais qu'on ne s'y trompe pas ; l'auteur ne recule que pour mieux sauter ! Car en revenant au cadre concret (au quadruple sens indiqué plus haut) de la ville de Mbacké, le regard scrutateur de l'auteur y constate des soins d'origines différentes préoccupées l'une autant que l'autre de guérir un homme maintenu dans ses multiples composantes ou dimensions !

Ce faisant, l'enquête entamée par Babacar Diop est (re)placée à son véritable point de départ pour lequel le concept de médecine n'est plus indiqué, étant donné qu'il est surchargé des multiples rationalisations historiques par référence auxquelles il sert à inférioriser toute autre médecine, dans le temps et dans l'espace, en se contentant d'enrichir au passage la médecine moderne des éléments que cette dernière estime compatibles avec son organisation propre et son développement actuel. Ce qui fait qu'elle dévalorise cela même dont elle s'enrichit !

À partir de l'instant où l'on devrait soit s'abstenir carrément de recourir au concept de « médecine », soit se résoudre à n'en faire usage qu'en le mettant entre guillemets, le retour à un terroir soigneusement délimité dans l'espace comme dans le temps et dans la culture entraînera aussi qu'aucune expertise eurocentrée ne s'érige ouvertement ou subrepticement en instance suprême pour décider de ce qui doit être retenu ou rejeté dans une pratique héritée de la tradition et toujours en usage de nos jours sous le fallacieux prétexte de son irrecevabilité par une science tenue pour souveraine et irréprochable à tous les égards.

Cependant, détrôner un savoir donné dans sa visée impérialiste n'est pas détrôner la raison ! C'est au contraire en son propre nom que la raison peut condamner et/ou rejeter l'une de ses propres formes historiquement reconnues et cataloguées. Si bien que dénoncer les velléités impérialistes d'une discipline au nom de la raison, c'est non seulement faire appel à la multidisciplinarité et à l'interdisciplinarité ; c'est choisir de travailler à ce qu'advienne une *transdisciplinarité* en vertu de laquelle les plus grands experts se feront tout petits pour s'intégrer à un sujet épistémique créé, structuré et armé pour entreprendre de poser puis résoudre les problèmes fort complexes auxquels les Africains sont désormais appelés à faire face.

C'est parce que Babacar Diop a commencé de travailler à l'avènement de ce « sujet épistémique transdisciplinaire » que son ouvrage consacré à la « médecine traditionnelle africaine » mérite d'être lu, discuté et prolongé. Car il serait dommage qu'au moment où les États africains signent des accords avec leurs homologues du monde entier pour contribuer à résoudre les innombrables problèmes que la santé pose aux Africains d'aujourd'hui, certains experts imbus d'un occidentalisme mal placé et mal assumé poussent leurs concitoyens à jeter l'enfant avec l'eau du bain et à tenir toutes les thérapeutiques africaines pour des errances dangereuses. C'est aux Africains eux-mêmes de s'organiser pour aider l'Afrique à recouvrer ses valeurs héritées et en faire profiter l'humanité entière, sans exclusive aucune.

Issiaka-P. Latoundji Lalèyê
Professeur d'Université à la retraite
Membre de l'Académie nationale
des sciences et techniques du Sénégal.

INTRODUCTION

La médecine africaine dite traditionnelle renvoie globalement à l'ensemble des connaissances, compétences et pratiques issues du fond culturel africain pour entretenir la santé de même que pour diagnostiquer, soulager ou soigner les maladies. Elle peut être perçue comme un corps de savoirs à la fois théoriques et empiriques inspiré du contexte socioculturel africain. C'est en ce sens qu'elle est en relation avec la religion, les mythes, les écosystèmes, la cosmogonie et la cosmologie.[1] En cela, elle demeure, à bien des égards, méconnue et soulève, de nos jours, plusieurs enjeux et problématiques scientifiques, économiques, politiques et juridiques.

Dans ce livre, nous mettons à contribution les sciences humaines et sociales afin de mieux comprendre cette médecine et d'éclairer les enjeux et problématiques auxquels elle est confrontée en Afrique de manière générale, et au Sénégal en particulier. L'éclairage de cette médecine est une urgence au regard des problématiques qu'elle soulève et du regain d'intérêt dont elle fait l'objet de la part des États africains, des organismes internationaux, des médias et des populations. En effet, selon plusieurs études, « 80 à 85 % de la population

---

1 Cette médecine est en relation avec l'épineuse question de la pensée africaine et des religions traditionnelles africaines : Alassane NDAW, *La pensée africaine : recherche sur les fondements de la pensée négro-africaine,* préface de Léopold Sédar SENGHOR, Les nouvelles éditions africaines du Sénégal, 1997, 286 p. Voir aussi Issiaka-P. Latoundji LALÈYÊ, « Comprendre la médecine traditionnelle africaine », in *Dossiers Soins Africains et Soins en Afrique*, Fondation Ling, Lausanne, n° 22, février 2001, p. 3.

africaine y ont, au moins une fois, fait recours et près de 85 % de la population subsaharienne s'adressent aux tradipraticiens (…) pour leurs problèmes de santé »[2].

L'étude de la médecine traditionnelle en Afrique est une gageure. Elle nous oblige à appréhender : les plantes médicinales, les substances d'origine animale, les fétiches, les actes ou rites sacrificiels, les rituels thérapeutiques, les méthodes de divination traditionnelle, les paroles incantatoires, la transmission des savoirs thérapeutiques, les aspects socio-économiques de la thérapie, les guérisseurs ou tradipraticiens, la croyance aux maladies dites d'origine surnaturelle, les problématiques liées à sa réglementation, etc. L'analyse de l'ensemble de ces phénomènes dans un contexte de transformation sociale fait que la vigilance épistémologique doit être de rigueur dans l'étude de cette médecine africaine.

Nous pensons que pour une meilleure intelligibilité et une plus grande accessibilité de ces contenus et des représentations dont elles font l'objet, un croisement de regards[3] de différentes disciplines des sciences de l'homme et de la société s'avère intéressant. En effet, face à une réalité aussi complexe que cette *médecine*, le sociologue, l'anthropologue et le psychologue se doivent de sortir des logiques de marquage des frontières interdisciplinaires et d'adjoindre aux méthodes issues des fondateurs des

---

2 Conseil économique, social et environnemental du Sénégal, *Rapport des travaux de la deuxième session extraordinaire de l'année 2016*, p. 24.

3 Un croisement de regards nous permet de saisir les pratiques en MTA et d'avoir une vision large du concept de représentation qui, il faut le rappeler, est apparu en sociologie sous la plume d'Émile DURKHEIM, « Représentations individuelles et représentations collectives », in *Revue de métaphysique et de morale*, tome IV, mai 1898, Éditions de sociologie et de philosophie, Paris, PUF, 1967, pp. 1-48.

sciences sociales et de leurs continuateurs[4] des approches ouvertes et sensibles au contexte africain en mutation. C'est en ce sens que nous avons recours, non seulement à la sociologie, l'anthropologie et la psychologie, mais aussi et de manière précise à des spécialisations telles que la socio-anthropologie de la santé et la sociologie du développement.

En optant pour ce croisement de regards de différentes disciplines[5] et courants de pensée des sciences de l'homme et de la société, notre objectif est de contribuer à l'effort de connaissance de la médecine africaine dite traditionnelle dans un contexte africain et de sa dynamique dans un contexte de « mondialisation de la culture »[6], de « métissage culturel »[7] et de modernisation.

Nous nous appuyons, d'une part, sur une partie des données de notre thèse de doctorat[8] et, d'autre part, sur des

---

4 Nous faisons allusion aux méthodes de saisie et d'analyse des faits sociaux conçues par les fondateurs de la sociologie tels qu'Émile DURKHEIM, Max WEBER, etc., et des continuateurs comme Marcel MAUSS, Raymond BOUDON, Alain TOURAINE, Pierre BOURDIEU, etc.

5 Jean-Michel BERTHELOT nous rappelle : « chaque discipline représente un maquis d'écoles, de courants, d'approches, de paradigmes, de terminologies dont nul ne peut se vanter de détenir la cartographie » : « Le devoir d'inventaire », in Philippe CABIN et Jean-François DORTIER, *La sociologie. Histoire et idées*, Sciences humaines, 2000, p. 248.

6 Jean-Pierre WARNIER, *La mondialisation de la culture*, Paris, La découverte, coll. « Repères », 3e édition, 2004, 120 p.

7 François LAPLANTINE et Alexis NOUSS, *Le métissage : un exposé pour comprendre, un essai pour réfléchir,* Paris, Flammarion, coll. « Dominos » nº 145, 1997, 127 p.

8 Titre de la thèse de doctorat : *Dynamique des représentations des causes de la maladie et des représentations de la médecine traditionnelle dans la ville de Mbacké au Sénégal*, sous la direction du professeur Issiaka-P. Latoundji LALÈYÊ, soutenue le 22 juillet 2014.

enquêtes complémentaires avec, notamment, des praticiens de la médecine traditionnelle et de la médecine moderne.

Nous accordons une attention particulière non seulement au contexte africain dans son ensemble, mais aussi et surtout, au contexte sénégalais et, spécialement, de la ville de Mbacké. Cette ville est caractérisée par l'importance de la confrérie mouride[9] et se singularise par deux éléments au moins : d'une part, une *dynamique interculturelle* marquée par la coexistence entre croyances et conceptions traditionnelles, islamiques, mourides, arabes et occidentales, et d'autre part, un *processus de modernisation*. Ces deux éléments engendrent une évolution des contextes socioculturels qui entraîne des mutations, voire des transformations, au niveau des pratiques et des représentations.

Ce livre s'articule autour de trois chapitres.

Dans le chapitre 1, nous montrons quelques particularités de la médecine africaine dite traditionnelle en soulignant l'importance des croyances, de la cosmogonie, de la cosmologie, de la religion et des guérisseurs ou tradipraticiens. Nous mettons aussi en évidence, voire formalisons ces conceptions : de la maladie, de l'homme, du système social, des remèdes, des plantes, de la divination, de la guérison, etc. Toutefois, nous gardons à l'esprit que cette médecine africaine est loin d'être

---

9 Au Sénégal, l'islam est confrérique. La confrérie mouride est fondée par Cheikh Ahmadou Bamba à la fin du XIVe siècle. Des auteurs comme Donald B. Cruise O'BRIEN *(The mourides of Senegal. The political and Economic organization of an Islamic brotherhood*, Oxford, Clarendon Press, 1971, XIV, 321 p.) et Abdoulaye Bara DIOP (*La société wolof. Tradition et changement*, Karthala, 1981, 355 p.) ont montré que la confrérie, plutôt qu'une voie vers Dieu (*tariqa* en arabe désigne le chemin), se caractérise par une organisation sociale ou, pour parler comme Jean COPANS, elle est « l'institutionnalisation sociale d'une idéologie », 1973, p. 340.

homogène ; elle est complexe et variable selon les aires culturelles et les contextes historiques et locaux.

Dans le chapitre 2, nous soulignons que la comparaison avec la médecine moderne — technologique et conventionnelle — que l'Occident a réussi à imposer au monde à la faveur de ses conquêtes fait que l'évolution ou la reconnaissance institutionnelle de la médecine traditionnelle en Afrique oscille entre légitimité et illégalité. À ce titre, nous exposons le fait que l'exercice de cette médecine est illégal dans plusieurs pays africains.[10] En ce sens, ce chapitre analyse son statut et les différentes problématiques auxquelles elle est confrontée de nos jours.

Le chapitre 3 révèle les pratiques et représentations de la médecine traditionnelle. Partant du contexte sénégalais et, surtout, des caractéristiques socio-historiques de la ville de Mbacké, notamment la cohabitation entre *médecine traditionnelle*, *médecine islamique* et *médecine moderne* dans cette localité, ce chapitre appréhende, d'abord, les *conflits de représentations* sur la médecine traditionnelle (entre conceptions islamiques et conceptions traditionnelles) ; ensuite, il cerne les *conflits de représentations* entre médecine moderne et médecine traditionnelle et, enfin, il montre le processus de transformation et d'adaptation de la médecine traditionnelle en mettant en évidence les bricolages et les ruptures progressives qu'elle enregistre.

---

[10] Exemple au Sénégal : l'exercice de cette médecine est encadrée par la loi numéro 66-69 du 4 juillet 1966 relative à l'exercice de la médecine et à l'ordre des médecins (voir II.1.2 Statut de la médecine traditionnelle au Sénégal).

CHAPITRE I

QUELQUES PARTICULARITÉS DE LA MÉDECINE TRADITIONNELLE AFRICAINE

I.1. Des médecines traditionnelles à la médecine traditionnelle africaine

Nous allons mettre en relief, de prime abord, quelques différences qui existent entre les médecines traditionnelles (médecine chinoise, ayurveda, médecine d'Amérique latine, médecine gréco-arabe) et la médecine traditionnelle en Afrique. La saisie de ces différences est importante dans le processus d'appréhension de la singularité de la médecine africaine dite traditionnelle. Elle nous permet, non seulement, de montrer l'importance de la *cosmogonie*, de la *cosmologie*, de la *religion* et des *praticiens* dans la MTA, mais aussi de mettre en évidence ses conceptions de l'homme, de la maladie et des plantes, ses remèdes, sa guérison, les systèmes de divination, etc.

L'objectif poursuivi est de saisir quelques particularités de la médecine africaine dite traditionnelle d'autant plus qu'elle est loin d'être homogène : cette médecine est variable selon les aires culturelles et les contextes historiques et locaux.[11] Avant cela, nous allons présenter de

[11] Je remercie le professeur Jean-Pierre OLIVIER de SARDAN qui a attiré mon attention sur les approches homogénéisantes et généralisantes de cette médecine.

manière succincte les écrits évoquant l'histoire des études sur la médecine traditionnelle.

I.1.1. Rappel historique de quelques études sur la médecine traditionnelle

La médecine traditionnelle est un terme global. Elle est, également, appelée « médecine primitive », « médecine archaïque », médecine « complémentaire », « alternative » ou « non conventionnelle »[12]. Aussi adjoint-on souvent au concept de médecine d'autres qualificatifs — « indigène », « parallèle », etc. —[13], comme nous le fait remarquer Robert H. Bannerman. C'est dire que la terminologie relative à la classification des médecines est diverse. Toutefois, il faut dire avec Didier Fassin qu'« aucune n'est à la fois universelle et dénuée de tout ethnocentrisme »[14].

Du point de vue historique, les recherches s'accordent à reconnaître que les origines de la médecine traditionnelle se confondent avec celle de l'humanité. Elle a de tout temps été pratiquée par toutes les cultures. Les récits de certains voyageurs et missionnaires ont relaté certaines informations sur cette médecine avec des descriptions des systèmes magico-religieux, sans pour autant être explicites sur la symptomatologie et les traitements médicaux traditionnels. Il faut attendre Williams Halse Rivers[15] en

---

12 Organisation Mondiale de la Santé, Genève, Stratégie de l'OMS pour la M. T., 2002-2005, p. 1.

13 Robert H. BANNERMAN, « La place de la médecine traditionnelle dans les soins de santé modernes », in Forum Mondial de la Santé, vol. 3, n° 1, 1982, p. 8 : *Médecine indigène, parallèle, populaire, marginale, ethnologique ou encore de l'autre médecine.*

14 Didier FASSIN, « Maladie et médecines », in Didier FASSIN et Yannick JAFFRE, *Sociétés, développement et santé*, Universités Francophones, Paris, UREF, ELLIPSES/AUPELF, 1990, p. 44.

15 William Halse RIVERS, *Medicine, Magic and Religion*, London, Kegan Paul, 147 p. RIVERS a tenté de formaliser un modèle

1924 et Forrest Edward Clements[16] en 1932 pour disposer d'une synthèse des données disponibles.

En 1951, l'historien de la médecine Henry Ernest Sigerist[17] s'ouvre à la question des médecines primitives. Par ailleurs, un anthropologue comme Erwin Heinz Ackerknecht s'était intéressé à la question de savoir « comment la connaissance scientifique peut émerger d'un ensemble de croyances et de pratiques magiques »[18]. Aussi avait-il relevé la disparité des médecines traditionnelles dans le monde. De même, il avait, dès 1946, nuancé fortement la distinction qui sous-tendait implicitement les recherches portant sur la « médecine primitive » d'après laquelle : « *primitive medicine is primarily magico-religious, utilizing a few rational elements, while our medicine is predominantly rational and scientific,*

---

descriptif de la « médecine primitive ». D'après lui, cette dernière se décompose en trois « visions du monde » — magique, religieuse, naturaliste —, selon que la maladie est attribuée à une manipulation d'ordre magique, à des forces surnaturelles ou à un processus naturel. Il emprunte la grille de lecture de J. FRAZER (1854-1941) qui utilise une opposition ternaire : magie, religion et science. À ce propos, voir Byron GOOD, *Comment faire de l'anthropologie médicale ? Médecine, rationalité et vécu,* Le Plessis-Robinson, Institut Synthélabo, coll. « Les empêcheurs de penser en rond », 1998 (1re éd.US 1994), p. 79.

16 Forrest Edward CLEMENTS, "Primitive concepts of disease", *American Archeology and Ethnology*, 1932, Berkeley, University of California, 32.2, pp. 185-252. CLEMENTS a classé pour la première fois les différentes causes auxquelles la maladie est attribuée.

17 Henry E. SIGERIST, *A history of medicine*, Vol. 1, *Primitive and archaic medicine*, New York, 1951, Oxford University Press, 564 p. Il fonde son analyse des médecines « primitives » sur deux distinctions — d'une part, les causes et les symptômes et, d'autre part, la magie et l'empirisme — pour rendre compte de l'évolution.

18 *Médecine et santé*, Cahiers de l'ORSTOM, Sciences humaines, Paris, 1982, vol XVIII, n° 4, p. 409.

employing a few magic elements »[19]. Il faut dire qu'à cette époque, le monde occidental était, dans une large mesure, étranger à ces investigations et accordait peu d'intérêt à la problématique des médecines traditionnelles.[20]

C'est dans la deuxième moitié du XXe siècle que la pensée médicale commence à s'ouvrir à certaines approches de la médecine traditionnelle qui vont élargir son champ de recherche. En ce sens, dans les années 1953-1960, les médecins vont commencer à s'associer aux anthropologues et ethnologues pour travailler ensemble sur certaines questions propres aux médecines traditionnelles.[21] C'est ce courant d'intérêt entre des médecins, des ethnologues et des anthropologues qui va être à l'origine d'un champ de recherche qui touche le concept de médecine traditionnelle et qu'on appellera l'ethnomédecine. Celle-ci peut être définie *in extenso* comme « l'ensemble des croyances et des pratiques relatives à la maladie dans chaque société »[22].

Après ces précisions sur l'histoire des études sur la médecine traditionnelle, nous allons relever les différences

---

[19] Erwin Heinz ACKERKNECHT, "Natural diseases and rational treatment in primitive medicine", in *Bulletin of the History of medicine*, XIX, 1946, pp. 467-497; reprise sous le titre : "*Naturalistic and supernaturalistic diagnosis and treatment*" in *Medicine and Ethnology: Selected Essays*, Baltimore, John Hopkins Press, 1971, pp. 135-161.

[20] Yora Diop DIALLO, *La mortalité maternelle à Saint-Louis : analyse des logiques d'action des différents acteurs*, thèse de doctorat sous la direction de Gora MBODJ, 2008, p. 18.

[21] Ce qui donne lieu à la publication en 1953 de *L'anthropologie appliquée dans la médecine*, ou encore *Applied Anthropology in Medicine*, par William CAUDILL, *Anthropology today*, éd. Kroeber, pp. 771-805.

[22] Sylvie FAINZANG, « La maladie, un objet pour l'anthropologie sociale », in *Ethnologie comparée*, Revue électronique semestrielle, n° 1, 2000. Université de Montpellier 3, France : http://alors.univ-montp3.fr/cerce/revue.htm, consulté le 7 décembre 2010.

qui existent entre certaines médecines traditionnelles et la médecine traditionnelle en Afrique afin de cerner quelques particularités de cette dernière.

I.1.2. Différences élémentaires entre les médecines traditionnelles dans le monde

Nous allons essayer, en premier lieu, de saisir succinctement les différences entre les médecines traditionnelles (ayurveda, unani[23] et chinoise) et la médecine traditionnelle africaine. Nous évoquerons, en second lieu, une conception globale de la MTA en nous basant sur les travaux de l'OMS.

Le concept de *médecine traditionnelle*[24] désigne, de manière générale, l'ensemble des soins de santé propres à chaque milieu culturel. C'est une « expression assez vague désignant en général les pratiques des soins de santé anciennes et liées à une culture qui avaient cours avant l'application de la science aux questions de santé par opposition à la médecine scientifique moderne officielle ou allopathie (...). Le terme médecine traditionnelle est insatisfait parce qu'il implique l'existence d'un ensemble de principes, de connaissances, et de compétences communs à tous les types de médecine traditionnelle et qu'il n'établit aucune distinction entre, d'une part, les

[23] Le mot *Unani* vient du grec *Ionia*, c'est le nom grec de la côte d'Asie Mineure (médecine arabe).

[24] Pour définir le mot « médecine » qui remonte au XIIe siècle, *Le Petit Robert* propose une définition à deux volets : « science qui a pour objet la conservation et le rétablissement de la santé ; art de prévenir et de soigner les maladies de l'homme » (*Le Petit Robert*, Paris, 1979, p. 1172). Quant au terme « traditionnel », il oscille aussi entre deux tendances : « ensemble de pratiques et de doctrines transmises ; information plus ou moins légendaire, relative au passé, transmise d'abord oralement de génération en génération » (*idem*, p. 1994).

systèmes complets et complexes de soins de santé comme l'ayurveda et, de l'autre, de simples remèdes domestiques »[25]. Il existe donc plusieurs médecines traditionnelles. Ces dernières font référence à différents contextes socioculturels et sont généralement qualifiées selon qu'elles sont d'origine amérindienne, asiatique, africaine, etc.

C'est dire que le concept de *médecine traditionnelle* recouvre à la fois les pratiques des guérisseurs africains, d'Amérique latine[26] et les systèmes officialisés de médecines comme les médecines traditionnelles ayurveda, unani, chinoise, etc.

La médecine ayurveda, qui signifie « science de la vie »[27], est l'un des premiers systèmes de médecine à avoir été formulés. Selon A. Sofowora, cette médecine « plonge ses racines dans le riche milieu de principes sociaux, culturels et philosophiques qui régnaient en Inde durant la période de 600 avant J.-C. jusqu'en 700 après J.-C. (…). L'ayurveda considère l'être humain comme un univers en miniature et pense que les propriétés de l'univers sont aussi présentes dans le corps humain »[28]. La médecine ayurveda « est répandue et pratiquée en Asie du Sud-est, notamment en Inde, au Népal, au Pakistan, au Bangladesh et au Sri Lanka »[29]. La médecine unani, quant à elle, « remonte à

---

[25] Robert H. BANNERMAN, John BURTON, Wen-Chieh CH'EN, *Médecine traditionnelle et couverture des soins de santé primaires, textes choisis à l'intention des administrateurs de santé*, OMS, Genève, 1983, p. 9.

[26] Salifou DEMBÉLÉ, *Recherche sur la réglementation de la médecine traditionnelle en Afrique noire*, Atelier national de reproduction des thèses, 1997, p. 18. Cet auteur nous a inspiré dans la rédaction de cette partie.

[27] *Ibidem*, p. 15.

[28] Abayomi SOFOWORA, *Plantes médicinales et médecine traditionnelle d'Afrique*, Karthala, 1996, p. 33.

[29] Salifou DEMBÉLÉ, *op. cit.*, p. 16.

l'époque de la médecine grecque que la civilisation arabe a développée par la suite. Les musulmans continuent de l'appeler *unani* pour bien marquer sa véritable origine alors que les historiens européens préfèrent le terme médecine arabe. (…) Fondamentalement, l'*unani* fait appel à la théorie d'Hippocrate qui suppose la présence dans le corps de quatre humeurs : le sang, la pituite (qui se rapproche des glaires), la bile et l'atrabile »[30].

Les médecines traditionnelles (ayurveda, unani et chinoise) sont étroitement liées aux contextes socioculturels. Aussi, comme le soutient Salifou Dembélé, elles « se sont érigées au niveau d'une science avec des textes écrits. Leur formidable essor se fonde sur leur volonté de se mettre au diapason du monde moderne »[31]. Leurs mutations structurelles ont conduit à des réglementations appropriées qui, progressivement, ont remplacé les textes anciens à résonance sacrée.

Il faut donc préciser qu'employer au singulier le concept de *médecine traditionnelle* ne désigne spécifiquement rien d'africain, puisqu'il s'applique aussi bien aux médecines chinoise, indienne, amérindienne, etc. Ce concept ne permet donc pas de faire la distinction entre les médecines de tradition écrite — chinoise, indienne, etc. — et les médecines de tradition orale — amérindienne et africaine. Cette distinction — écrit/oral — avait poussé Mohammed Said à souligner que « les médecines arabe, chinoise et indienne ne sont pas des médecines traditionnelles »[32]. Toutefois, il faut regretter le fait que Mohammed Said s'est appuyé sur une définition réductrice de la notion de *tradition* : transmission *orale* de légendes, de croyances de génération en génération. En effet, dans la médecine

---

30 Salifou DEMBÉLÉ, *op. cit.,* p. 16.

31 *Ibid*, p. 17.

32 Mohammed SAID pense que la tradition est caractérisée par l'oralité et non l'écrit, dans R. H. BANNERMAN, « La place de la médecine traditionnelle dans les soins de santé modernes »*, op. cit.*, pp. 23-24.

traditionnelle, nous pouvons dire avec Louis-Vincent Thomas et René Luneau qu'il y a une histoire *orale* ou *écrite*, un continuum, une capacité à transmettre par la parole.[33]

Si, du fait des contextes socioculturels et juridiques, il existe des différences entre les médecines traditionnelles chinoise, indienne, amérindienne et la *médecine traditionnelle en Afrique*, il faut dire également que dans ce continent, il existe plusieurs médecines traditionnelles qui se différencient parfois. En effet, « chaque pays a ses malades, ses cultures et donc ses médecines »[34]. Les sociétés africaines offrent une variété de compétences et d'institutions thérapeutiques.[35] Néanmoins, par-delà les différences constatables et constatées ici et là, il existe des similitudes, un fond commun de médecine traditionnelle en Afrique. C'est cela qui justifie généralement l'emploi du singulier devant cette notion.

---

[33] Louis-Vincent THOMAS et René LUNEAU, *La terre africaine et ses religions. Traditions et changements*, Paris, L'Harmattan, 1980, p. 55. Ils y soulignent : « Dans les sociétés africaines où prime l'oralité, la parole est considérée comme une forme, une source de connaissance et de sagesse. »

[34] J. N. RANDRIA, « Approches cliniques des médecines traditionnelles », in *Réunion sous régionale de l'Océan indien*, Madagascar, 26-30 avril 1993, *Médecine traditionnelle et pharmacopée, environnement et développement durable*, 1993, p. 31.

[35] Elikia M'BOKOLO, « Histoire des maladies ; histoire et maladie : l'Afrique », in *Le sens du mal : Anthropologie, histoire et sociologie de la maladie*, sous la direction de Marc AUGÉ et Claudine HERZLICH, collection « Ordres sociaux », éd. des Archives contemporaines 1984, pp. 155-186.

I.1.2.1 À quoi renvoie le qualificatif « traditionnel » ?

En outre, si les qualificatifs « traditionnelle » et « africaine » qui accompagnent le mot « médecine » indiquent qu'il s'agit d'un art de guérir propre à l'Afrique, il nous faut préciser ce que nous entendons par « traditionnelle » ; autrement l'expression *médecine traditionnelle africaine* peut paraître tout aussi quasi impertinente que son homologue, « société traditionnelle »[36], par laquelle on désigne uniformément les sociétés d'avant la colonisation et qu'on oppose aux « sociétés modernes ». En effet, « tradition » et « modernité » étaient et sont encore, de manière générale, appréhendées comme « deux concepts exclusifs, la notion de tradition étant perçue comme une antithèse hypothétique de celle de modernité »[37]. Cette dichotomie apparaît encore dans de nombreuses études et, en dépit de l'abondante littérature consacrée à la définition de ces deux notions, celles-ci demeurent imprécises et ne suffisent pas à exprimer toutes les caractéristiques des sociétés contemporaines, d'où la nécessité d'une vigilance épistémologique dans leur utilisation. Dans plusieurs études et dans l'imaginaire populaire, on associe souvent le « traditionnel » au sous-développement, à l'arriération, et le « moderne » au progrès.

---

[36] Malheureusement, dans nombre d'études, l'expression « sociétés traditionnelles » renvoie à toutes les formes d'organisation claniques, tribales, prétendues uniformes, cohérentes, stables à travers le temps, caractérisées par le refus du changement, l'« irrationalité » et le primat du groupe sur l'individu.

[37] Sossie ANDEZIAN (in A. RETEL-LAURENTIN, *Étiologie et perception de la maladie dans les sociétés modernes et traditionnelles*, Paris, L'Harmattan, 1987, p. 429), cité par Salifou DEMBÉLÉ, *op. cit.*, p. 22.

Pour notre part, le terme « traditionnel » se rapporte à l'ensemble des messages — historiques, religieux, politiques, techniques, etc. — reçus du passé et se perpétuant dans le temps, en se transmettant de génération en génération.[38] Il peut aussi être appréhendé comme un système, c'est-à-dire comme « l'ensemble des valeurs, des symboles, des idées et des contraintes qui détermine l'adhésion à un ordre social et culturel justifié par référence au passé », nous dit Georges Balandier[39]. Dans cette même perspective, J. N. Randria souligne que la tradition serait « la transmission de doctrine, de pratiques, de coutumes, de croyances, ou autres dans le temps par la parole et par l'exemple »[40]. Le qualificatif « traditionnel » vient donc souligner le fait que cette médecine africaine n'est pas moderne et qu'elle ne ressort pas du paradigme biomédical élaboré en Occident.

Par ailleurs, il faut souligner avec S. Dembélé que les présences séculaires de l'islam et du christianisme en Afrique ont « singulièrement introduit des ambiguïtés dans la tentative de définition des médecines traditionnelles africaines »[41]. Dans le cadre de l'islam, les acteurs thérapeutes, notamment les marabouts, se basent sur des éléments religieux (sourates et/ou versets du Coran)[42]. Avec ces versets et sourates, ils confectionnent des talismans[43]

---

[38] Le « moderne » renvoie au système occidental, au domaine de la technologie et du savoir scientifique, aux formes et aux systèmes socioculturels en rupture avec la dynamique du groupe.

[39] Georges BALANDIER, *Sens et puissance. Les dynamiques sociales*, Paris, PUF, 1986, p. 105.

[40] J. N. RANDRIA, *op. cit.*, p. 31.

[41] Salifou DEMBÉLÉ, *op. cit.*, p. 23.

[42] Mohammad ISMAIL, *Le remède par le Coran*, Dar Al-Kotob Al-llmiyah, 2010, 168 p.

[43] Jean-Pierre BAYARD, *Les talismans*, Paris, TCHOU, 1976, 300 p. Liliane KUCZYNSKI, *Les marabouts africains à Paris*, Paris, CNRS éditions, 2002, 435 p.

sous forme de ceintures, de bracelets, de colliers, etc. Ces derniers peuvent être utilisés à des fins maléfiques (ce qui est interdit par le Coran) et à des fins préventives. La présence séculaire de l'islam en terre africaine a fait que plusieurs thérapeutes et guérisseurs africains s'appuient sur les indications de l'islam dans leurs pratiques.

De même, l'introduction du christianisme a généré l'émergence des mouvements néotraditionnels[44] et syncrétiques qui prétendent soigner, voire guérir. Ce qui donna lieu, selon Marc-Éric Gruénais, à l'apparition de « thérapeutes intermédiaires »[45] : des infirmiers de quartier qui allient savoir médical et savoir ésotérique — astrologie, par exemple —, des représentants d'églises officielles qui s'adonnent aux activités de guérison, des personnes qui semblent détenir une compétence mêlant savoir traditionnel et messages d'inspiration chrétienne.

La présence de ces religions monothéistes (islam et christianisme) en terre africaine a affecté certaines pratiques de la *médecine traditionnelle africaine*, ce qui a contribué à rendre confuse la définition de cette dernière.

I.1.2.2 Conception de la MTA par l'Organisation mondiale de Santé

Dans les travaux de l'OMS, deux conceptions de la médecine traditionnelle africaine se dégagent : l'une élargie et l'autre restrictive. Avec la conception restrictive, la médecine traditionnelle africaine est considérée « comme l'ensemble de la thérapeutique africaine utilisant (...) des

44 Meinrad Pierre HEBGA, « Le mouvement charismatique en Afrique », in *Études*, n° juin-juillet 1995, pp. 67-75 ; Marc-Éric GRUÉNAIS, « Vers une nouvelle médecine traditionnelle en Afrique : l'exemple du Congo », in *La revue du praticien*, T. 5, n° 141, 10 mai 1991, pp. 3-5.

45 *Ibid*, p. 5.

substances extraites des règnes : animal, végétal et minéral »[46]. Partant de cette conception, plusieurs chercheurs ont tendance à ramener l'étude de la MTA à celle des végétaux. Cela, du fait de l'utilisation importante du règne végétal. Ils préfèrent plus l'expression « pharmacopées traditionnelles africaines » à celle de MTA. La « pharmacopée » désignait la confection des médicaments. De nos jours, le terme « pharmacopée » renvoie aussi à un recueil officiel et légal définissant et précisant les critères chimiques et biologiques auxquels doit répondre une substance pour être reconnue comme médicament ou être acceptée comme matière servant dans la mise au point d'une forme pharmaceutique. L'expression « pharmacopée africaine » renvoie, de manière générale, aux connaissances thérapeutiques africaines non décrites.

La conception élargie, quant à elle, va au-delà de cette pharmacopée traditionnelle. En effet, les plantes sont ramenées au rôle de support au pouvoir de guérir parmi d'autres ; elles ne sont plus considérées comme le seul agent thérapeutique. Cette conception essaie de refléter au mieux la réalité socioculturelle africaine. C'est ainsi que la MTA se présente comme : « l'ensemble de toutes les connaissances et pratiques explicables ou non, auxquelles on recourt pour diagnostiquer, prévenir, guérir complètement un déséquilibre physique, mental, social en s'appuyant exclusivement sur l'expérience vécue et l'observation transmises de génération en génération, oralement ou par écrit et en tenant compte du concept originel de la nature qui, en Afrique, inclut tout à la fois le monde matériel, l'environnement sociologique, vivant ou mort, ainsi que les forces métaphysiques de l'univers »[47].

---

46 Salifou DEMBÉLÉ, *op. cit.*, p. 25.

47 *Série des rapports techniques*, OMS, AFRO, n° 1, MT, Brazzaville, 1976, p. 3. Salifou DEMBÉLÉ (*op. cit.*, p. 26.) pense que cette conception mérite d'être assouplie par l'adjonction du terme « partiellement ». En ce sens, la MTA désignerait ainsi les connaissances, les pratiques et les croyances africaines auxquelles

Nous retrouvons une conception semblable dans les *Principes méthodologiques généraux pour la recherche et l'évaluation relatives à la médecine traditionnelle*[48]. Dans ce document, la médecine traditionnelle apparaît comme la somme totale des connaissances, compétences et pratiques qui reposent, rationnellement ou non, sur les théories, croyances et expériences propres à une culture et qui sont utilisées pour maintenir les êtres humains en santé ainsi que pour prévenir, diagnostiquer, traiter et guérir des maladies physiques et mentales. Cette conception de la médecine traditionnelle englobe la psychogénéalogie. En effet, selon cette dernière les individus sont « les maillons d'une chaîne pleine de personnages que nous connaissons bien : père, mère, grands-pères, frères ou sœurs ; et d'autres dont nous ne savons pas grand-chose (ou rien), mais leur trace subsiste en nous, à travers des secrets (…) transmis par nos parents », souligne Chantal Rialland[49].

I.2. Pour une découverte en profondeur de la médecine traditionnelle africaine

Les définitions de l'OMS mentionnées précédemment évoquent les grandes lignes d'interprétation de la MTA. Toutefois, par l'entreprise d'une approche socio-anthropologique, il nous faut aller plus loin pour cerner ces quelques éléments constitutifs. En ce sens, nous allons

---

on recourt pour guérir *complètement* ou *partiellement* une maladie, un déséquilibre psychosomatique.

48 *Principes méthodologiques généraux pour la recherche et l'évaluation relatives à la médecine traditionnelle*, Organisation mondiale de la Santé, Genève, 2000.

49 Chantal RIALLAND, *Cette famille qui vit en nous*, Paris, Robert Laffont, 1994, cité par Simone-Pierre E. Mvone NDONG, *Imaginaire de la maladie au Gabon. Approche épistémologique*, L'harmattan, Paris, 2007, p. 106.

montrer la conception de la maladie dans la MTA, le système social et le malade dans la MTA, les remèdes en MTA, l'origine de la médecine à base de plantes et de la divination, et la guérison dans la MTA. Le parcours de ces quelques éléments constitutifs, qui du reste sont étroitement liés, nous permettra de mieux découvrir la complexité de cette médecine.

Soulignons en propos préliminaires que la *médecine traditionnelle africaine* peut être perçue comme un corps de savoirs à la fois théoriques et empiriques développé par l'Africain pour assurer son bien-être. Elle s'inspire du pouvoir spirituel africain et est intimement liée à l'écosystème. Elle est également en lien avec une certaine conception cosmologique qui appelle la notion de force vitale.

Cette conception cosmologique repose sur le postulat d'une articulation des énergies dans l'univers. Pour souligner la manifestation des énergies cosmiques et divines, Henry Gravrand parle de **vitalisme**. Ce qu'il nomme les énergies de l'univers, c'est : « l'influx vital, cette qualité sine qua non des êtres, la vie. Sur le plan existentiel, avant l'ontologie, il y a la vie, non seulement la vie terrestre, mais un autre mode de vie dans l'au-delà terrestre »[50]. D'autres chercheurs, comme l'ethnologue Simone Kalis, utilisent le concept de « viridité »[51]. Cette

---

[50] Henry GRAVRAND, *Civilisation sereer-cosaan. Les origines*, Les Nouvelles Éditions Africaines, 1983, p. 224. Il y souligne qu'à la suite de Haris MEMEL-FOTÊ, bon nombre de chercheurs ouest-africains ont dénommé les religions de cette partie de l'Afrique : le vitalisme.

[51] Simone KALIS, *Médecine traditionnelle, religion et divination chez les Seereer Siin du Sénégal. La connaissance de la nuit*, L'Harmattan, 1997 : « Viridité/viriditas, naît de l'allitération *vis*, *virtus*, *viriditas*/énergie, vertu, viridité pour Hildegarde de Bingen, cette *viriditas* est au niveau de notre monde le correspondant,

viridité ou *viriditas* est au niveau de notre monde le correspondant, l'expression la plus adéquate de l'opération divine.

C'est en ce sens que dans la conception africaine, certaines études laissent entrevoir que l'espace est parcouru par des courants de forces visibles et invisibles[52] qui peuvent se concentrer dans certains lieux tels les bois sacrés et les autels pour former des « faisceaux à hautes tensions d'énergies telluriques et spirituelles »[53], souligne Henry Gravrand. Les maîtres du culte, les guérisseurs, etc., initiés à la manipulation de ces énergies, sont des spécialistes de leur captation, de leur transformation et de leur rediffusion au profit de l'homme en cas de maladie, d'infortune, etc. En effet, l'intensité des énergies organiques et spirituelles qui habitent l'homme peut fluctuer et est susceptible d'augmenter ou de déperdition par le jeu d'actes et de rites appropriés, nous dit Simone Kalis[54]. Le malheur et la maladie sont fréquemment vécus et considérés comme un amenuisement de la force vitale.

C'est ainsi que l'emprise réelle ou supposée que les guérisseurs exercent sur les forces de l'univers et sur celles vitales des personnes est déterminante dans l'étude de la médecine traditionnelle africaine. Cette emprise réelle ou supposée nourrit les représentations dont font l'objet les guérisseurs, les devins, etc.

Ces constats préliminaires dévoilent l'importance des représentations du monde et de la pensée religieuse. Simone Kalis pense que le maître du culte est en étroite relation avec le cosmos, dans lequel il puise les énergies. Elle montre

---

l'expression le plus adéquat de l'opération divine » (Bernard GORCEIX, 1989 : LXXV) », p. 57.

52 Henry GRAVRAND, « Le symbolisme sérèr », in *Psychopathologie africaine*, 9/2,1973, p. 238.

53 Henry GRAVAND, *Civilisation sereer-cosaan, op. cit.*, p. 217.

54 Simone KALIS, *op. cit.*, p. 25.

aussi l'importance des sanctuaires, du sacré, du maître du culte, des cultes collectifs dans la pensée religieuse. On remarque ainsi la place de la cosmologie, des représentations des guérisseurs, magiciens et sorciers dans la médecine traditionnelle en Afrique.[55] Cette place du surnaturel, du spirituel, confère non seulement une importance particulière à la médecine traditionnelle dans les sociétés africaines, mais aussi dénote une vision particulière de l'homme, de la maladie. Qu'en est-il de cette conception de l'homme, de la maladie, dans la MTA ?

I.2.1. La conception de l'homme[56] et de la maladie dans la MTA[57]

Dans la médecine traditionnelle, l'homme est perçu comme un être global, composé d'éléments tels que *le corps, le souffle, l'ombre, l'esprit et le cœur*[58]. Il y est appréhendé comme une « entité somatique et extra-matérielle intégrale », pour reprendre l'expression d'Abayomi Sofowora[59]. Selon Dominique Zahan, l'homme

---

55 P. E. A. ELUNGU, *Tradition africaine et rationalité moderne*, L'harmattan, Paris, 1987, p. 83.

56 Paul RIESMAN, « La personne et le cycle de vie dans la vie sociale et la pensée africaine », in *Psychopathologie africaine*, 1988-1989, XXII, 3, pp. 327-363. Il a fait une présentation et une analyse des écrits sur la notion de personne ou du moi qui est, selon lui, « un des champs d'investigation les plus passionnants de la recherche anthropologique ».

57 Babacar DIOP, « Évanescence des piliers de la médecine africaine dite "traditionnelle" : de la nécessité de la protection des savoirs thérapeutiques locaux », in *Revue sénégalaise sociologie*, N/11,2017, pp. 145-160.

58 Meinrad Pierre HEBGA, cité par Mvone NDONG, *op. cit.*, p. 54.

59 M. MAHLER, "Introduction", in Robert H. BANNERMAN, John BURTON, Wen-Chien CH'EN, *op. cit.*, p. 9. En effet, les tradipraticiens définissent la vie comme « étant l'union du corps, des sens, de l'esprit et de l'âme ».

est « un microcosme qui reflète le grand macrocosme, et celui-ci, à son tour, reflète l'homme »[60]. Les études de Germaine Dieterlen[61] et de Marcel Griaule[62] sur les Dogons s'inscrivent dans ce cadre.

En envisageant l'homme dans sa globalité, la MTA tient « compte du concept originel de la nature qui inclut le monde matériel, l'environnement sociologique, qu'il soit vivant ou mort, et les forces métaphysiques de l'univers »[63]. La dimension surnaturelle ou paranaturelle semble donc être constitutive de cette médecine. C'est certainement la raison pour laquelle Éric de Rosny qualifie son traitement de « cosmo-socio-psychothérapeutique » et estime, par ailleurs, que cette médecine « ne tient pas seulement son

---

60 Dominique ZAHAN, *Religion, spiritualité et pensée africaines*, Paris, Payot, 1970, p .106.

61 Paul RIESMAN souligne à propos de la recherche de Germaine Dieterlen : « À travers une étude minutieuse des rituels, tels que les funérailles, les circoncisions, et les sacrifices à diverses entités, Madame Dieterlen découvre que les Dogons comprennent la personne humaine comme constituée de nombreuses parties qui ne viennent pas seulement de diverses sources extérieures, mais qui restent également en quelque sorte en relation avec ces sources. Cela apparaît clairement dans les relations individuelles aux ancêtres : une partie de la "force vitale" de chaque ancêtre renaît dans un ou plusieurs descendants ; ces derniers sont alors l'ancêtre ». Paul RIESMAN, *op. cit.*, p. 333.

62 En commentant le livre de Marcel GRIAULE, *Dieu d'eau : entretiens avec Ogotemmêli*, 1948, Paris, éditions du Chêne, Paul RIESMAN souligne qu'« il ressort que dans la pensée dogon l'univers entier et la personne humaine sont en relation mutuelle de multiples manières. Pour en donner une seule illustration, disons que, non seulement les parties du corps sont reliées aux aspects de la nature, comme les graines des plantes, mais également l'habitation humaine, le village, et même les objets quotidiens tels que les poteries, les paniers et l'enclume du forgeron ». Paul RIESMAN, *op. cit.*, p. 334.

63 Abayomi SOFOWORA, *op. cit.*, p. 17.

efficacité des herbes, ni même de son caractère global, mais de sa capacité d'intégration »[64].

C'est dire que l'homme n'est pas perçu comme isolé, vivant à part, mais comme un être habité par d'autres êtres humains et le résultat de la vie des autres individus[65]. Nous retrouvons une conception semblable dans ce qu'Issiaka-Prosper Lalèyê appelle « l'homme-personne ». Selon le professeur Lalèyê : « L'homme-personne africain n'est ni un tout hétéroclite ni un entassement désordonné de ses composantes matérielles et immatérielles. Comme homme, distinct à la fois de l'animal, du végétal, du minéral ainsi que des esprits, des génies, des ancêtres, des dieux et de Dieu, l'homme-personne négro-africain apparaît comme composé d'individus sinon identiques, du moins similaires et anonymes. Mais comme personne, cet homme-personne se présente plutôt comme une synthèse unique d'un sujet porté par le sentiment fort de son originalité et par la connaissance des forces qui l'habitent et l'entourent et qu'il lui faut maîtriser »[66].

Une telle conception de l'homme nous conduit à deux constats. D'une part, penser la personne, c'est aussi la penser en relation avec les « autres »[67]. D'autre part, l'approche ethnolinguistique des composantes de la personne et de la constitution du cosmos, comme l'ont souligné Luc de Heusch et Marc Augé[68], dans les sociétés

---

64 Éric de ROSNY, « Quelle médecine pour l'Afrique ? », in *Télérama*, 32, 1982, p. 54.

65 Simone Pierre Mvone NDONG, *Imaginaire de la maladie au Gabon. Approche épistémologique.* L'harmattan, Paris, 2007, p. 106.

66 Issiaka-Prosper LALÈYÊ, « Comprendre la médecine traditionnelle africaine », *op. cit.*, p. 3.

67 Nous retrouvons cette idée chez Simone KALIS, *op. cit.*, p. 62.

68 Luc de HEUSCH, « Le sorcier, le père Tempels et les jumeaux mal venus », in *La notion de personne en Afrique noire*, Paris, Colloques internationaux du CNRS, n° 544, 1981, pp. 231-241. Les travaux de

africaines, peut aider à cerner la teneur des représentations de la maladie et des croyances médicales. Par exemple, Luc de Heusch rapporte que les Luba pensent que la personne est la réunion de trois ombres : l'ombre solaire et l'ombre de taille, qui sont associées au corps, et l'ombre de vie, qui représente le noyau indestructible de la personne. Marc Augé souligne que selon la théorie locale des Alladian de Côte d'Ivoire, la personne est constituée de deux instances spirituelles réunies : *ce*, associée à la notion de principe vital, est connotée à celle d'ombre portée par l'individu, et l'autre instance, *wami*, qui représente un principe actif pouvant agir sur le *ce* des autres hommes.

De manière générale, cette conception élargie de l'homme[69] fait que la MTA a une perception singulière de la maladie. En effet, la perturbation d'un des éléments constitutifs de l'homme peut être la cause principale de la maladie. C'est ainsi que cette dernière est souvent attribuée à des causes physiques et matérielles, mais aussi et surtout, à des forces qui proviennent du monde invisible et du domaine spirituel. En ce sens, dans la MTA, la *maladie* peut être comprise comme :

Marc AUGÉ (*La construction du monde. Religion, représentation, idéologie,* sous la direction de Marc AUGÉ, Paris, Maspero, coll. « Dossiers africains », 1974, et « Sorciers noirs et diables blancs. La notion de personne, les croyances à la sorcellerie et leur évolution dans les sociétés lagunaires de basse Côte d'Ivoire, Alladian et Ébrié », in *La notion de personne en Afrique Noire*, Paris, Colloques internationaux du CNRS, n° 544,1981, pp. 519-527) rendent compte du schéma binaire du principe de vie.

69 Cette conception élargie fait que Paul RIESMAN propose une perspective phénoménologique pour la compréhension de la personne. « La personne et le cycle de vie dans la vie sociale et la pensée africaine », in *Psychopathologie africaine*, 1992, XXIV, 1, pp. 79-108.

- un conflit au niveau des constituants du corps, une rupture entre *l'esprit* et la *matière*[70] ;
- un problème relationnel lié à l'histoire du patient[71] ;
- l'expression d'une violence provenant d'un déséquilibre, dans la famille, avec la culture d'origine ;
- provenant d'un conflit mystique avec un ou plusieurs membres de la communauté ;
- un phénomène social : la maladie peut aussi être interprétée comme une punition surgissant à la suite du renversement d'un tabou, du non-respect des règles établies par la communauté, par le lignage ou une quelconque société secrète (l'individu serait alors sujet et objet de sa maladie)[72].

Dans la médecine traditionnelle africaine, la maladie est considérée comme un mal, une malédiction se manifestant à travers différentes formes de souffrance, mais aussi, elle peut être vue comme un phénomène bénéfique à l'homme dans la mesure où elle l'amène à mieux se connaître, à rentrer dans soi, à découvrir son histoire afin de déceler les erreurs, les manquements qui l'aideront à comprendre à quel niveau se situe son déphasage avec sa nature.

En somme, la vision que la médecine traditionnelle a de la *maladie* recouvre plusieurs domaines qui font de l'homme un être singulier, un être vivant en étroite relation avec les autres, ayant une histoire, venant d'une famille et évoluant dans une communauté régie par des règles. Cette conception de l'homme, vivant en étroite relation avec les

---

70 Mvone NDONG, *op. cit.*, p. 99.

71 Piero COPPO, « Interprétation des maladies et leur classification dans la médecine traditionnelle dogon (Mali), t. II, Les troubles psychiques », in *Psychopathologie africaine*, Volume XXVI, I, 1994, p. 38.

72 Mvone NDONG, *op. cit.*, p. 100.

autres, fait que le système social possède une grande importance dans le processus de guérison dans la MTA.

I.2.2. Le système social et le malade dans le cadre de la MTA

Comme nous venons de le voir, en milieu traditionnel africain, la maladie est considérée comme un déséquilibre, une disharmonie entre les éléments constitutifs de la personne, de l'homme. La remise à jour de l'équilibre perdu correspond à la guérison. Cette dernière est effectuée, dans une large mesure, par le *corps social*, qui peut être considéré comme une superstructure dont l'individu n'est qu'un maillon. Ce maillon et le corps social sont liés à tel point que la *maladie* de l'individu entraîne un dysfonctionnement, sinon fondamental, du moins symbolique du corps social, estime Fataï Ghislain Sanny[73]. Médard Mwélé souligne, dans le même sens : « Lorsque la maladie […] s'est installée, le groupe humain […] auquel appartient le malade […] est mobilisé dans son ensemble pour contrecarrer son processus destructeur. »[74] Ainsi, la maladie de l'individu engendre un malaise dans le corps social. C'est pour cette raison que le corps social, l'entourage, est engagé dans la pathologie.

Pour mettre en exergue l'implication de l'entourage, John Janzen parle de « *therapy management group* », ce que Gilles Bibeau, Ellen Corin et René Collignon ont

[73] Fataï SANNY, « Pour une découverte de la médecine traditionnelle africaine au sud du Bénin », décembre 2010.

[74] Médard MWÉLÉ, « Perception de la maladie chez les Wanzi orientaux du Gabon », in *Maladies, remèdes et langues en Afrique*, sous la direction de Veen Lolke J. (van der), *Maladies, remèdes et langues en Afrique*, Pholia n° 9, 1995, p. 110.

traduit par « groupe organisateur de la thérapie »[75]. On y note une articulation de l'individuel et du social dans les processus de la maladie et dans les stratégies de sa guérison.[76] C'est dans cette perspective qu'András Zempleni souligne que la MTA est « un art des usages sociaux de la maladie »[77]. Le corps social accompagne le malade dans la médecine traditionnelle. En ce sens, il est singulier. Cette singularité de la MTA apparaît, également, dans la nature et la variété des remèdes qu'elle propose.

I.2.3. Les remèdes en médecine traditionnelle en Afrique

> *« Leur art (celui des devins et guérisseurs traditionnels) n'est pas un ersatz "magique", "primitif" ou "irrationnel" de la médecine occidentale, mais bien sa part manquante qu'elle a dû refouler en dissociant — à tort et à raison scientifique — le social et le biologique. »*
> (András ZEMPLENI)[78]

Le tradipraticien dispose d'une variété de remèdes pour le traitement des malades. De manière générale, les recherches distinguent trois grandes catégories de remèdes : *les remèdes thérapeutiques naturels*, en d'autres termes, les produits de la *pharmacopée*, les *remèdes surnaturels constitués de sacrifices*, *de rites magico-sorciers* et les *rites*

---

[75] John JANZEN, *La quête de la thérapie au Bas-Zaïre*, Paris, Karthala, 1995, p. 7.

[76] Nicolas MONTEILLET, *Médecine et sociétés secrètes au Cameroun,* Paris, L'Harmattan, 2006, p. 10.

[77] András ZEMPLENI, « Anciens et nouveaux usages de la maladie en Afrique », in *Archives des sciences sociales des religions*, 54/1, 1982, p. 6.

[78] András ZEMPLENI, « La maladie et ses causes », in *Causes, origines et agents de la maladie chez les peuples sans écriture*, L'Ethnographie, 1985, n° 96-97, pp. 13-44.

de réconciliation. L'efficacité réelle ou présumée de ces remèdes atteste, semble-t-il, de l'importance des univers symboliques dans lesquels sont insérés les individus.

Par exemple, dans l'acte sacrificiel, qui marque un « temps fort du sacré »[79], Sanny note : « le sacrifiant, porté par les siens et soutenu par l'officiant et son assistance, entre en relation avec la divinité par l'offrande sacrificielle de la victime »[80]. C'est en ce sens que Luc de Heusch soutient : « le sacrifice rétablit la séparation du monde surnaturel [...] et du monde humain, malheureusement placés en situation de contiguïté dans la personne du malade »[81].

Barthélemy Adoukonou abonde dans le même sens lorsqu'il soutient : « par ce rite de communion, l'homme veut signifier sa volonté de s'unir à la divinité transcendante qui se manifeste pour lui dans le sacré »[82]. Pour sa part, Simone Kalis souligne : « les rites réparateurs sont le point d'orgue d'une double restauration des énergies perturbées d'une part et des liens sociaux, d'autre part, par la médiation d'un repas communiel des vivants et, des vivants avec les morts »[83]. Cet aperçu synoptique du sacrifice rituel en médecine traditionnelle africaine met en relief un schéma anthropologique dans lequel apparaît la force du symbolisme, du sacré et de la relation avec la divinité.

---

79 François LAPLANTINE, *Maladies mentales et thérapie traditionnelles en Afrique Noire*, Encyclopédie Universitaire, Jean-Pierre Delange, Éditions Universitaires, 1976, p. 51.

80 Fataï G. SANNY, *op. cit.*

81 Luc de HEUSCH, *Le sacrifice dans les religions africaines*, Paris, Gallimard (Bibl. des sciences humaines), 1986, p. 27.

82 Barthélemy ADOUKONOU, *Vodun. Sacré ou violence ? Mewihwêndo et la question éthique au cœur du sacré vodun*, T.II, thèse de doctorat d'État de sociologie, Paris V, Sorbonne, Cerf, Paris, 1989, p. 667

83 Simone KALIS, *op. cit.*, p. 213.

Aussi déconcertant que cela puisse paraître pour un esprit cartésien, cette conception semble contenir le secret de la performance des remèdes sacrificiels et montre la complexité de cet univers symbolique.[84]

Dans la société wolof au Sénégal, les recherches ont montré que de tels sacrifices rituels, comme en atteste l'exemple du *Ndëpp*[85] étudié par une équipe de médecins psychiatres, dont le professeur Henri Collomb[86], András

---

[84] Éric de ROSNY, *L'Afrique des guérisons*, Paris, Karthala, 1992, p. 34. Il y souligne que l'efficacité des remèdes traditionnels « tient à cet enclavement culturel ».

[85] Utilisé généralement lorsque le malade est atteint de troubles mentaux ou de cécité brusque, d'une paralysie des membres, de maux diffus, le *Ndëpp* est un ensemble de techniques très élaborées, organisées par les guérisseurs ou tradipraticiens détenteurs d'un autel (*xamb*), lieu de séjour des *tuur* ou *rap* amis et protecteurs de leur famille depuis des générations. Il ne suffit pas de posséder un *xamb* pour être en mesure d'organiser un *Ndëpp*. Seuls quelques spécialistes suffisamment initiés au culte des *rap*, généralement de vieilles femmes, ont le pouvoir de prescrire et de diriger les rites du *Ndëpp*, souligne András ZEMPLENI dans « La dimension thérapeutique du culte des *Rab. Ndöp, Tuuru* et *Samp*. Rites de possession chez les Lébou et les Wolofs », in *Psychopathologie africaine*, n° 3, 1966, pp. 295-439.

[86] Soulignons l'expérience singulière de l'hôpital Fann (Sénégal, Dakar) sous l'impulsion d'Henri COLLOMB. Le traitement de patients hospitalisés a été organisé en symbiose avec les guérisseurs. L'architecture de l'institution et l'organisation interne (patients-soignants-familles-guérisseurs) ont voulu manifester concrètement cette rupture avec le modèle occidental classique en recréant une infrastructure ouverte sur l'environnement, cohérente avec ce qui se vivait au sein de l'hôpital. Henri COLLOMB insistait sur le fait qu'« il s'agit de voir une réalité avec un double regard, autrement dit le regard de deux cultures » (« Rencontre de deux systèmes de soins. À propos de thérapeutiques des maladies mentales en Afrique », in *Social science and medicine*, 1973, vol. 7, pp. 623-633.)

Zempleni et Daouda Sow, etc., ont des aspects socio-thérapeutiques.[87]

Les remèdes naturels — pharmacopée[88] — témoignent, eux aussi, de la particularité de la MTA et semblent indiquer la prépondérance des univers symboliques. En effet, pour la composition d'un remède naturel, le critère de choix de l'un ou l'autre de ses éléments est soit symbolique, soit biothérapeutique. Pour la compréhension d'une telle conception, Barthélemy Adoukonou[89] note que dans la tradition africaine, on estime qu'au sein du cosmos, tout a une *âme* et que tout est doué de *puissance vitale* et de *sens*. Une telle appréhension des éléments de l'univers qui donne une *puissance vitale* et de *l'énergie à tout* se lit dans la pensée du professeur Issiaka-Prosper Lalèyê lorsqu'il écrivait : « Quant aux forces et énergies qui peuplent l'environnement de cet homme-personne négro-africain, elles vont de celles qui sont reconnues aux plantes dans leurs feuilles, leurs fleurs, leurs fruits, leurs écorces, leurs racines, etc., à celles des animaux dans leur sang, leurs poils, leur peau, leurs griffes, leurs os, leurs différents organes et à celles que recèle la terre-mère dans telles ou telles de ses parties tenues pour sacrées et sacralisantes. Il faut inclure aussi dans ces forces et ces énergies celles que le Négro-Africain attribue à certaines conduites telles que prendre ou remettre une chose avec la main gauche ou la main droite, accomplir un acte donné sept ou neuf fois de suite, porter sur la tête un objet spécifique pour agir sur un événement

---

[87] Assane SYLLA note : « Tout au long des différentes manifestations du Ndep, l'action exercée sur le corps et le psychisme du malade de façon systématique et progressive, constitue à elle seule un traitement psychosomatique et psycho-social de toute première importance », in *La philosophie morale des Wolof*, IFAN, Université de Dakar, 1994 (1re édition 1978), p. 153.

[88] Produits médicinaux obtenus à partir des éléments d'origines animale, minérale et végétale.

[89] Barthélemy ADOUKONOU, *op. cit.*, p. 667.

donné, croiser les doigts, les bras ou les pieds ou encore se mettre totalement ou partiellement nu pour s'adonner à un rituel. »[90]

La reconnaissance de la présence de l'énergie dans *tout* nous conduit à dire que le choix des plantes ne dépend pas seulement de leurs vertus naturelles. Il s'appuie aussi sur des puissances vitales et énergétiques reconnues aux plantes. Le travail de l'anthropologue centrafricain Maurice Deballe l'illustre bien[91]. De même, dans les représentations des Seereer, la plante possède un « principe appelé *o laaw* qui peut être traduit par *principe vital* [...]. Le végétal est symbole de la vie [...]. Il est en interrelation avec les autres êtres (les ancêtres, les humains et les génies) »[92].

En somme, les remèdes naturels, avec les sacrifices, forment un tout tissé de signes, de symboles et de représentations qui, semble-t-il, donnent sens et efficacité à la logique thérapeutique de la médecine traditionnelle. À présent, nous allons montrer les idées avancées par des praticiens de la médecine traditionnelle et des scientifiques pour expliquer l'acquisition des connaissances et des pratiques de cette médecine.

---

[90] Issiaka-Prosper LALÈYÊ, *op. cit.*, p. 3.

[91] Maurice DEBALLE, « Contribution à l'étude anthropologique de la pharmacopée et médecine traditionnelles centrafricaines », in *Pharm. Méd. Trad. Afri.* 2001, Vol. 11, pp. 69-76. Il souligne : « L'astrologie occupe une certaine place dans la magie et la récolte des plantes magiques obéit à certaines observances. Elle s'effectue à certaines périodes de la lune : nouvelle lune, pleine lune, etc. Les vaccinations pratiquées pendant la montée de la lune sont plus efficaces que celles de la période descendante (...) », p. 71.

[92] Simone KALIS, *op. cit.*, p. 227.

I.2.4. L'origine de la médecine à base de plantes et de la divination : quelques théories

De nombreuses théories sont avancées par des praticiens de la médecine traditionnelle et des scientifiques pour expliquer l'acquisition des connaissances et des pratiques de cette médecine. L'évocation de ces théories peut nous permettre de voir l'importance du symbolisme, du sens, des représentations, dans l'univers de la médecine traditionnelle en Afrique.

Abayomi Sofowora rapporte : « d'après une légende, la première personne à pratiquer l'art de guérir dans la partie yoruba du Nigeria était Orunmila, qui reçut sa connaissance de Dieu »[93]. Il souligne qu'Orunmila avait un frère cadet, Osanyin, qui perfectionna sa connaissance des plantes médicinales en aidant son frère aîné à préparer les remèdes. Mais lors des guerres tribales, les deux frères furent séparés. Toutefois, Orunmila continua de guérir avec des plantes. Ironie du sort, un jour, un esclave de sa maison fit des commentaires sur certaines plantes médicinales à la femme d'Orunmila qui rapporta le fait à son mari. « Au cours d'une discussion, Orunmila se rendit compte que cet esclave était son propre frère, Osanyin. On dit que ces deux hommes légendaires furent les premiers à pratiquer l'herboristerie au Nigeria »[94], rapporte le même auteur.

C'est dans ce cadre qu'Issiaka Prosper Lalèyê[95] constate que la plupart des mythes que l'on rencontre sur l'origine du système divinatoire, que ce soit en pays yoruba, en pays

---

[93] Abayomi SOFOWORA, *op. cit.*, p. 31.

[94] *Ibidem.*

[95] Issiaka-Prosper LALÈYÊ, *Pour une anthropologie repensée, ORI L'ONI-SHE ou de la personne comme histoire.* « Approche phénoménologique des cheminements de la liberté dans la pensée Yoruba », La pensée Universelle, 1977, pp. 59-62.

fon ou en pays gun et dans certains pays africains, ont ceci de particulier : un personnage historico-mystique.

Pour les Yoruba[96], c'est dans la ville d'Ife — dite encore Ile-Ife — qu'un homme nommé Ifa aurait vécu dans les temps immémoriaux. La vie, en cette époque pourtant bénie des dieux, ne fut pas « rose » pour Ifa. Il était mendiant. Un jour, Ifa aurait eu l'idée d'aller rendre culte aux mânes[97] de ses ancêtres. Il vit en rêve un être qui lui apprit seize signes nommés *Odu*, lui enseigna comment il devait les distinguer les uns des autres et ce que signifiait chacun d'eux. Ifa essaya la manipulation des *Odu* telle qu'elle venait de lui être enseignée en rêve et fut heureux de constater qu'à tout individu qui se présentait à lui, il était en mesure de dire tout ce qui se trouvait en rapport avec sa vie passée, présente et à venir. Quand il mourut, selon la coutume yoruba, Ifa devint tout naturellement un *imonle* — mânes des ancêtres. C'est depuis ce temps-là, achève le mythe, nous dit le professeur Lalèyê, que son nom fut attaché à la technique qui lui permettait de voir et de prédire les éléments les plus cachés des destins de ceux qui le consultaient.

En outre, la connaissance des remèdes traditionnels peut également provenir des sorciers et des sorcières selon certains praticiens traditionnels, comme le souligne O. Ogunyemi[98]. En ce sens, A. Sofowora fait remarquer : « La croyance veut que certaines sorcières, qu'elles soient vivantes ou mortes, se rendent aux marchés des villages sous des formes étranges : chèvres, moutons, oiseaux [...] Si leur présence dans ce déguisement est remarquée par quelqu'un de

---

96 Pour un récit approfondi de ce mythe, voir *Pour une anthropologie repensée, ORI L'ONI-SHE ou de la personne comme histoire*, *op. cit.*

97 Du latin *manes*, c'est-à-dire « âmes des ancêtres ».

98 O. OGUNYEMI, "The origin and spread of herbalism in Nigeria", in *African medicinal Plants* (Abayomi SOFOWORA E. A. ed.), University of Ife Press, Ife, Nigeria, 1979, p. 10), cité par A. SOFOWORA, *op. cit.*, p. 32.

très perspicace ou de doué, comme par exemple un praticien traditionnel, elles offrent au praticien quelques remèdes utiles pour acheter son silence. La même récompense est offerte quand une vraie sorcière vivante est rattrapée pendant qu'elle commet un acte malfaisant. »[99]

Certains praticiens traditionnels prétendent aussi que la rencontre de certains esprits qui empruntent des formes diverses, comme celle d'un alligator ou d'un être humain muni d'un seul bras et d'une seule jambe et se servant d'une canne au milieu de la nuit, pourrait être une source d'information originale sur les remèdes végétaux.[100] Makhubu rapporte également que d'autres praticiens prétendent aussi que lorsqu'on est en transe, il est possible d'apprendre les propriétés des plantes de l'esprit d'un ancêtre qui pratiquait la médecine à base de plantes.

En outre, des anthropologues qui se sont intéressés à la question « énoncent que l'homme primitif vivait dans la peur et pour apaiser ses craintes, il s'adonnait à des rituels mystiques et religieux. De là, ils pensent que la sélection initiale du matériel végétal à des fins médicales ait été influencée par des pensées religieuses »[101], rapporte A. Sofowora. Il a aussi montré que la connaissance des vertus thérapeutiques des plantes résulte du raisonnement de l'homme et de l'observation des effets produits par différentes plantes lorsqu'elles étaient consommées par des animaux domestiques.

Certes, certaines théories ont mis l'accent sur le fait que la connaissance des plantes est obtenue par raisonnement et

---

99 Abayomi SOFOWORA, *op. cit.*, p. 32.

100 L. P. MAKHUBU, "*The traditional healer*",1978, University of Botswana and Swaziland Press et J. A. ELEWUDU, The consultant herbalist drug research and production unit, communication personnelle, 1980, Obafemi Awolowo University, Ile-Ife, Nigeria), cité par A. SOFOWORA, *op. cit.*, p. 32.

101 Abayomi SOFOWORA, *op. cit.*, p. 31.

par l'observation quotidienne. Mais les explications qui en font la résultante des rites magiques et mystiques, des sorciers et sorcières, de la pensée religieuse, d'une personne historico-mystique, de la rencontre de certains esprits qui empruntent des formes diverses, de la transe, du rêve, sont importantes. Toutefois, cette connaissance des plantes et des techniques de divination, une fois acquise, se transmet différemment selon les sociétés africaines. De manière générale, cette transmission s'effectue par héritage, de thérapeute à thérapeute, par révélation, par initiation conduite par les esprits de la brousse, par la maladie initiatique[102], etc.

I.2.5. Médecine traditionnelle africaine et guérison

Pour diagnostiquer, soigner ou soulager le malade, les praticiens de la médecine traditionnelle africaine utilisent diverses techniques de diagnostic telles que *l'anamnèse*[103], *l'écoute*, *l'observation du patient*, *l'examen visuel, l'analyse des rêves, la divination, etc.* Il faut dire qu'il existe plusieurs techniques de divination selon les sociétés. Par exemple, Simone Kalis a montré que la pratique divinatoire seereer s'exerce de deux manières :

– la *divination instrumentale*, qui exige un savoir-faire révélé ou acquis et qui s'appuie sur un dispositif oraculaire manipulé par le spécialiste du décodage des messages transmis par les ancêtres ou les *djinns* : elle est une communication indirecte avec le monde invisible ;

---

[102] Maladie qui annonce l'élection future du guérisseur.

[103] Du grec *anamnêsis*, c'est-à-dire « évocation volontaire du passé » (*Le Petit Robert*, 2006, p. 90). Elle consiste à rappeler l'existence antérieure du patient. Cette pratique examine profondément le passé du patient et inclut souvent une famille entière et/ou son contexte social.

– la *divination médiumnique*, qui s'effectue à partir de visions oniriques et de messages sonores reçus par le devin, porte-parole des puissances invisibles : la communication avec le sacré est directe.

De manière générale, l'utilisation des techniques de diagnostic susmentionnées montre que la MTA a des méthodes de travail différentes de la médecine moderne et qui sont déterminantes dans le processus de guérison.

La guérison apparaît comme le retour à l'ordre, l'acquisition d'un état de total bien-être du corps, de l'âme, de la vie matérielle et spirituelle de l'individu. Mvone Ndong[104] souligne, à ce propos, que la particularité de la médecine traditionnelle réside dans le fait que la vraie guérison d'un patient relève tout d'abord du monde spirituel ou du monde des esprits.

La guérison est aussi perçue comme un processus de réparation d'un mal, d'une faute commise et d'annulation de la punition des esprits. Cette annulation conduit le patient vers une harmonie intérieure avec les différentes instances qui le composent, mais également vers une harmonie avec les autres membres de la communauté. Le processus de guérison consiste donc en une réparation. Elle renvoie au rétablissement d'une situation normale. Une telle conception de la guérison s'oppose à la conception de la médecine occidentale qui, selon François Laplantine et Paul-Louis Rabeyron, conçoit la maladie de manière générale comme « une entité exogène pénétrée par effraction dans le corps du malade »[105].

Nous pouvons dire que la médecine traditionnelle africaine est constituée d'un ensemble de pratiques, de

---

[104] Simone Pierre Mvone NDONG, *op. cit.*, p. 77.

[105] François LAPLANTINE et Paul-Louis RABEYRON, *Les médecines parallèles*, Paris, PUF, coll. « Que sais-je ? », 1987, p. 39.

connaissances et de croyances. Elle « forme un système médical complet [...] elle ne peut être réduite à une seule dimension de traitement, et encore moins à ses seuls médicaments. Les traitements administrés par les guérisseurs reposent en effet sur un ensemble de conceptions et de connaissances dont ils sont indissociables, qu'il s'agisse de la causalité des maladies, de leur classification, de leur diagnostic ou des conceptions du corps »[106]. En ce sens, elle véhicule une vision particulière de l'homme, de l'environnement, de la maladie, de la guérison, du social, du diagnostic, des remèdes, des techniques thérapeutiques, de l'univers, de la cosmologie, etc. C'est ce qui explique, certainement, la dimension affective et les représentations dont elle fait l'objet dans de nombreuses sociétés africaines. Aussi faut-il souligner que cette médecine traditionnelle africaine rejoint toutes les autres quant à sa motivation. En effet, la maladie, la mort ainsi que la nécessité de protéger sa santé ont conduit les différentes sociétés africaines à recourir à tout ce que la nature peut leur offrir.

I.2.6. Systématisation de quelques dimensions de la MTA[107]

Nous allons montrer dans la mesure du possible quelques *dimensions*[108] sur lesquelles les recherches sociologiques, anthropologiques et psychologiques s'appuient ou peuvent s'appuyer afin de mieux connaître la médecine traditionnelle. Cette dernière peut, de manière

---

106 *La médecine traditionnelle au Zaïre : fonctionnement et contribution potentielle au service de santé*, Ottawa, CRDI, 1979, p. 18.

107 Babacar DIOP, *op. cit.*, pp. 145-160.

108 Raymond QUIVY et Luc van CAMPENHOUDT, *Manuel de recherche en sciences sociales*, Paris, DUNOD, 1995, p. 121.

générale, être perçue comme étant composée de trois dimensions importantes (le *thérapeutique*, le *culturel* et le *social*), qui sont étroitement liées les unes aux autres. En ce sens, les fonctions *sociales* de la MTA peuvent être rattachées aux représentations *culturelles* et se reflètent sur les pratiques *thérapeutiques*. De même, les traitements thérapeutiques traditionnels prennent « racine dans une organisation et une structure socio-culturelles »[109]. Ces interconnexions du *thérapeutique*, du *social* et du *culturel* nous amènent à considérer la médecine traditionnelle africaine comme un système[110] au sens où l'entend Gilles Ferréol, c'est-à-dire un « ensemble d'éléments, matériels ou non, qui dépendent réciproquement les uns des autres de manière à former un tout organisé »[111].

Cette médecine traditionnelle apparaît donc comme un système plus complexe que les parties qui la constituent et qui ne fonctionnent pas séparément. C'est tout le sens de la remarque d'Éric de Rosny qui qualifie son traitement de « cosmo-socio-psychothérapeutique »[112]. À la suite de ces remarques, nous allons préciser le contenu que nous attribuons aux dimensions *thérapeutique*, *sociale* et *culturelle*.

La dimension thérapeutique de la médecine traditionnelle africaine est considérée comme la plus

---

[109] Michel FONTAINE, *Santé et culture en Afrique noire*, Paris, L'Harmattan, coll. « Afrique 2000 », p. 84.

[110] Pierre ERNY, *Au fil de l'existence humaine. Premières approches en anthropologie. Culture et cosmologie*, Paris, L'Harmattan, 2001, 351 p.

[111] Gilles FERRÉOL, Philippe CAUCHE, Jean-Marie DUREZ, Nicole GADREY, Michel SIMON, *Dictionnaire de sociologie*, Paris, Armand Colin, 1995, p. 259. Madeleine GRAWITZ souligne qu'« il est difficile de donner une définition incontestable et précise du terme système », in M. GRAWITZ, *Méthodes des sciences sociales*, Dalloz, Paris, 1996, p. 395.

[112] Éric de ROSNY, *L'Afrique des guérisons*, *op. cit.*, p. 31.

évidente. Toute médecine a pour objectif de soigner et de soulager. La médecine traditionnelle africaine ne déroge pas à la règle. C'est dans ce cadre que S. Dembélé nous dit : « le fondement de la médecine traditionnelle est proche, sinon identique à celui de la médecine moderne : ne jamais nuire, parfois guérir, souvent soulager, mais toujours consoler »[113]. Cette dimension thérapeutique est constituée par l'utilisation :

- de la phytothérapie (pharmacopée) : herbes, feuilles, écorces, racines, bourgeons et fruits sont taillés, pilés, liquéfiés et consommés[114] ;
- de substances d'origines minérale et animale ;
- d'actes rituels, symboliques, magiques et sacrificiels ;
- de rituels thérapeutiques (*ndëpp, tuuru* et *samp*) ;
- de diagnostic par la *divination*[115] — cauris, calebasse remplie d'eau, miroir, etc. —, par *l'observation du patient,* par des *signes astronomiques*, etc. ;
- de massage (*damp*) ;
- de la parole (*diat*) ;
- de la suspension de végétaux sur le toit de la maison comme emploi médicinal ;
- de l'enterrement d'un végétal au seuil de la maison comme emploi médicinal ;
- d'eaux et de bains lustraux traditionnels supposés avoir une fonction « immuno-thérapeutique » ;
- d'ablutions à visée propitiatoire ;
- de fétiches (*galaj*), etc.

---

[113] Salifou DEMBÉLÉ, *op. cit.*, p. 27.

[114] *Ibid.*, p.30

[115] Anne RETEL-LAURENTIN, *Oracles et ordalies chez les Nzakara*, Paris, Mouton, 1969, p. 67.

Cette dimension thérapeutique de la médecine traditionnelle conçoit l'homme comme un être profondément imprégné de l'influence des réalités invisibles de l'existence.

La dimension sociale de la médecine traditionnelle africaine est, quant à elle, une résultante de la fonction de guérison — thérapeutique. Elle contribue au maintien de la *cohésion sociale.* À ce propos, Simone Kalis remarque : « Le but de toute prophylaxie et de toute cure est d'engager une relation harmonieuse ou de restaurer des liens distendus entre le patient et les autres hommes, les ancêtres et les génies. »[116] C'est dire que la médecine traditionnelle a un impact social.

Cette fonction sociale est manifeste au niveau du corps social. En effet, la maladie de l'individu engendre, de manière générale, un malaise dans le corps social qui devient lui-même « malade ». Dès lors, la médecine traditionnelle peut assurer une véritable fonction sociale au terme du processus de guérison de l'individu et, conséquemment, du corps social.

Aussi, parce qu'elle permet en grande partie des interactions entre le patient et le groupe social, la médecine traditionnelle africaine renforce la cohésion sociale. Elle est « un art des usages sociaux de la maladie »[117], nous dit András Zempleni. Un auteur comme E. de Rosny note dans la même lancée : « la présence de certaines personnes de la famille [...] revêt une signification capitale »[118].

Qui plus est, la médecine traditionnelle africaine s'occupe de la question sociale — pauvreté, précarité, échec

---

[116] Simone KALIS, *op. cit.*, p. 19.

[117] András ZEMPLENI, « Anciens et nouveaux usages de la maladie en Afrique », in *Archives des sciences sociales des religions*, 54/1, 1982, p. 6.

[118] Éric de ROSNY, *op. cit.*, p. 31.

scolaire, déboires professionnels, conflits sociaux, rapports sociaux, accusation de sorcellerie, etc. Elle promet la chance, la popularité et la réussite. Elle traite donc du *malheur* en général. C'est dire que dans cette médecine, il y a, globalement, une homologie entre *malheur* et *maladie.* Les cultes et les institutions thérapeutiques et religieuses ne les différencient pas. Cette homologie entre *maladie* et *malheur* explique la « coextensivité » de la MT à l'ensemble du champ social, de même que son *intemporalité.*

Par rapport à la dimension culturelle de la médecine traditionnelle africaine, il faut dire que cette médecine se fonde sur des croyances, des représentations et des pratiques rituelles culturellement marquées et auxquelles adhèrent aussi bien les tradipraticiens — guérisseurs — que leurs patients. C'est ainsi que, pour Éric de Rosny, les remèdes traditionnels tiennent leur efficacité « à cet enclavement culturel »[119]. Ainsi, la dimension culturelle réside dans :

a) le rituel qui précède et accompagne la récolte, la préparation et l'administration des remèdes ;

b) la classification des affections, qui n'est pas nécessairement fondée sur les catégories cliniques observables[120] ;

c) la transmission du savoir (héritage, de thérapeute à thérapeute, révélation, initiation conduite par les esprits, maladie initiatique, etc.) ;

d) la perception de l'origine du savoir ;

[119] *Ibid.*, p. 34

[120] Otto GOLLNHOFER et Roger SILLANS, « Cadres, éléments et techniques de la médecine traditionnelle Tsogho. Aspects psychothérapeutiques », in *Psychopathologie africaine*, 1975, p. 285.

e) les *aspects socio-économiques* (modes de rétribution, modes de prestations médicales). Selon Michel Fontaine : « Le système traditionnel met l'accent sur une rétribution qui valorise plus l'être que l'avoir (reconnaissance, respect, activités médicales souvent parallèles à une activité de subsistance) »[121]. Toutefois, cette médecine peut devenir chère de nos jours.

I.2.7. Les praticiens de la médecine traditionnelle : précision conceptuelle

> *« Leur art (celui des devins et guérisseurs traditionnels) n'est pas un ersatz "magique", "primitif" ou "irrationnel" de la médecine occidentale, mais bien sa part manquante qu'elle a dû refouler en dissociant — à tort et à raison scientifique— le social et le biologique. »*[122]

Il est pratiquement impossible d'étudier la médecine traditionnelle africaine sans parler des praticiens de cette médecine. En effet, ils « ont un rôle social majeur dans la communauté »[123]. Toutefois, dans les recherches sur la médecine traditionnelle africaine, il existe une confusion, voire un débat controversé, sur l'appellation à retenir en ce qui concerne ces thérapeutes. Dans cette partie, nous allons d'abord montrer succinctement cette confusion. Nous allons, ensuite, préciser ce que nous entendons par *guérisseurs traditionnels* et *marabouts* afin d'éviter les confusions.

---

[121] Michel FONTAINE, *op. cit.*, p. 133.

[122] András ZEMPLENI, « La maladie et ses causes », in *Causes, origines et agents de la maladie chez les peuples sans écriture*, L'Ethnographie, 1985, n° 96-97, pp. 13-44.

[123] Michel FONTAINE, *op. cit.*, p. 84.

Nous constatons une pléthore d'appellations approximatives, plus ou moins insatisfaisantes, relatives aux thérapeutes : *guérisseurs*, *tradipraticiens de santé*, *marabouts, féticheurs*, etc. En somme, il existe une véritable confusion concernant la manière de les nommer. Pour sortir de cette confusion, l'OMS déclare : « Un guérisseur traditionnel est une personne qui est reconnue par la collectivité dans laquelle il vit comme compétente pour dispenser des soins, grâce à l'emploi de substances végétales, animales et minérales et d'autres méthodes basées sur le fondement socioculturel et religieux aussi bien que sur les connaissances, comportements et croyances liés au bien-être physique, mental et social ainsi qu'à l'étiologie des malades et invalidités prévalant dans la collectivité. »[124]

Cette définition a le mérite de regrouper plusieurs facettes d'un *guérisseur*. Toutefois, elle ne fait pas l'unanimité. En effet, la reconnaissance communautaire que doit avoir le *guérisseur* a fait l'objet de débats, de même que l'inclusion des *sorciers-guérisseurs*[125], des *devins*, des *voyants* et des *spiritualistes*. Des chercheurs comme A. Sofowora, S. Dembélé, etc., ont contesté le terme même de *guérisseur*. Ces chercheurs pensent que c'est un concept colonial, péjoratif et impropre. Salifou Dembélé note à ce propos : « le terme *guérisseur* ne désigne pas celui qui guérit, mais en réalité celui qui soigne sans être médecin (…) sans avoir de compétence légale, officielle ; nous sommes alors à la lisière du délit d'exercice illégal de la médecine »[126].

---

[124] *Série de rapports techniques*, *op. cit.*, p. 4.

[125] En incluant les *sorciers-guérisseurs* et les *devins*, etc., on crée une source de difficultés pour les réformes dans la pratique de la médecine traditionnelle, nous dit Michel FONTAINE, *op. cit.*, p. 125.

[126] Salifou DEMBÉLÉ, *op. cit.*, p. 28.

Cette contestation du terme *guérisseur* a conduit au concept de « tradipraticien de santé »[127]. Ce dernier fut adopté comme terminologie acceptable à l'usage des pays francophones en Afrique lors du cinquième symposium international organisé par l'OUA/CSTR à Yaoundé en 1993. Toutefois, ce concept semble traduire une certaine réduction, voire une « dévalorisation, puisque des valeurs, des statuts, des pouvoirs sont, sinon ignorés, du moins écartés »[128], souligne Jean-Pierre Dozon. Ce dernier ajoute que le terme *tradipraticien* « représente à lui seul une véritable épure qui ne se réfère à aucune compétence particulière, mais suggère une figure positive dépouillée de tout élément magico-religieux »[129].

En partant du constat selon lequel la distinction entre savoir islamique et savoir traditionnel recoupe très souvent dans les recherches la distinction entre **marabout** et **guérisseur**, nous utilisons distinctement ces deux termes. Le terme **guérisseur** désigne le praticien de la médecine traditionnelle africaine et le terme **marabout** sera utilisé pour désigner les praticiens de la médecine islamique. Nous allons préciser plus amplement le contenu que nous attribuons à ces deux notions dans les lignes qui suivent.[130]

---

[127] « En Inde, par contre, les praticiens de santé traditionnels sont appelés *guérisseurs indigènes* », affirme A. SOFOWORA, *op. cit.*, p. 16.

[128] Jean-Pierre DOZON, « Ce que valoriser la médecine traditionnelle veut dire », in *Politique africaine*, n° 28, 1987, p. 15.

[129] *Ibidem*

[130] Pour établir cette distinction, nous allons nous inspirer de Didier FASSIN, *Pouvoir et maladie en Afrique, op. cit.*, pp. 65-83, et d'Ibrahima SOW, *op. cit.* Selon Didier FASSIN, pour cerner les pratiques thérapeutiques des guérisseurs et des marabouts, il est important de tenir compte de leur extrême diversité, mais aussi, d'éléments tels que la « continuité du savoir médical avec les autres connaissances sur le monde ; opposition entre savoir islamique et préislamique au-delà des catégories ethniques ; relativité et subjectivité du savoir comme fait social », *op. cit.*, p. 68.

I.2.7.1. Les guérisseurs

Si un auteur comme Ibrahima Sow n'a pas établi une distinction entre *marabout* et *guérisseur*, Didier Fassin, quant à lui, a tenté de préciser les différences entre ces deux termes. Il souligne en ce sens : « Si la catégorie des marabouts recouvre une grande diversité de pratiques — sociales autant que thérapeutiques —, celle des guérisseurs est encore plus variée et plus hétérogène. Alors que chez les marabouts, la référence — plus ou moins explicite — à l'Islam était constante et fournissait un trait d'union au-dessus des différences individuelles, chez les guérisseurs, au contraire, il n'y a plus de référents communs puisqu'il en existe autant que de groupes ethniques, et bien souvent de sous-groupes locaux. »[131]

Cette diversité des guérisseurs conduit Didier Fassin à penser que toute présentation de ces derniers ne peut être que simplification d'une réalité complexe, mais prendra corps dans des études de cas. Dans le cadre de notre travail, la distinction effectuée entre *savoir préislamique* et *savoir islamique* nous sert de point de départ pour définir le *guérisseur*. En effet, dans plusieurs écrits, notamment ceux de D. Fassin, le *guérisseur* est l'homme du *savoir noir*, du *savoir traditionnel*. Il peut être à la fois ou singulièrement *devin*, *magicien*, *contre-sorcier* et *herboriste*. Il utilise principalement un *savoir traditionnel*. De ce point de vue, le *guérisseur* se différencie du *marabout* comme le *savoir païen* se différencie du *savoir islamique*. Chez les Wolofs[132], la distinction entre *savoir islamique* et *savoir traditionnel* est présente. Ils parlent de *xamxam bou ñoul* et de *xamxamou l'islam*.

Le terme « guérisseur » — traditionnel — renvoie donc aux tradipraticiens, aux personnes détentrices d'une connaissance préislamique, d'un savoir qualifié de « noir »

---

[131] Ibrahima SOW, *op. cit.*, p. 73.
[132] Didier FASSIN, *op. cit.*, p. 67.

par la population. Ils assortissent leur travail de fonctions thérapeutiques (*fajkat*[133]). Certains guérisseurs ont une pratique médicale générale et déclarent soigner la plupart des maladies. D'autres se spécialisent dans le traitement d'une ou de quelques affections. D'autres encore ont des pratiques qui excèdent le domaine de la maladie, notamment de questions extramédicales, souvent liées aux domaines de la réussite et de la justice. Ils peuvent être réputés pour leur pouvoir de démasquer les voleurs. Ils sont dénommés parfois *seriň*[134], bien qu'ils n'aient aucun savoir coranique particulier. Ils utilisent des techniques de divination traditionnelles interdites par l'islam (cauris, chapelet, livres imagés ou grimoires, bâtonnet, marionnette, bout de bois dans une poterie, calebasse remplie d'eau, miroir, etc.). Certains guérisseurs utilisent un mélange de connaissances ancestrales et d'emprunts coraniques. Ils peuvent se réclamer de la religion musulmane bien que détenteurs d'un savoir interdit par cette dernière.

I.2.7.2. Les marabouts

V. Monteil, Abbé Boilat, Ibrahima Sow, Didier Fassin, etc., ont retracé l'historique de cette notion. Cet historique révèle que le terme « marabout » correspond à une déformation de l'arabe dialectal nord-africain, *mrâbot*, qui n'est autre que l'*almoravide* (*al-Murabit*), selon l'étymologie de V. Monteil.[135]

---

[133] Ce qui fait dire à Didier FASSIN : « La connaissance médicale — la possibilité de connaître, d'expliquer et de traiter une maladie — n'est que l'un des aspects d'une connaissance générale de la vie et du monde, tout comme les pouvoirs divinatoires et thérapeutiques ne sont que l'une des manifestations de pouvoirs qui s'étendent sur la totalité du social », *op. cit.*, p. 65.

[134] Terme qui renvoie à « marabout ».

[135] Vincent MONTEIL, *Islam noir*, Paris, Seuil, 1980, p. 154.

Didier Fassin, citant V. Monteil, note que la genèse du maraboutisme au Maghreb proviendrait « de la croyance dans les pouvoirs surnaturels des saints, de la vénération et de la crainte inspirée par les lettrés, de la nécessité d'une autorité stable et impartiale, du besoin impérieux de sécurité, d'aide économique et médicale »[136]. C'est dire que la *fonction médicale* n'est que l'une des fonctions du *marabout*. Il a aussi la charge de délivrer le message divin, d'organiser les prières et les rituels, de rendre la justice, d'enseigner le Coran, d'accomplir des miracles, etc. Cette pluralité des fonctions du marabout est manifeste au Sénégal. Comme le remarque D. Fassin : « si le maraboutisme, en descendant par la Mauritanie, s'est installé en Afrique occidentale, nulle part il ne s'y est développé comme au Sénégal, touchant à tous les domaines de la vie économique et politique, publique et privée, magique et religieuse »[137].

En effet, les marabouts traitent aussi bien la *maladie* que les questions *extramédicales*[138]. C'est, certainement, ce qui fait que ce terme « marabout » est utilisé pour désigner

---

[136] *Ibid.*, p. 171.

[137] Didier FASSIN, *Pouvoir et maladie en Afrique*, *op. cit.*, p. 73.

[138] Amar SAMB souligne six types de marabouts ayant chacun des attributions, des dispositions et des activités. Ces diverses catégories de marabouts sont les « *Serigne fac-tâl*, les *Serigne Lamb*, les marabouts secrétaires, les marabouts faiseurs de gris-gris et convertisseurs, les marabouts guerriers et les marabouts mystiques » (SAMB, 1971, p. 467). Toutefois, une telle distinction soucieuse de clarification semble artificielle. Ces différentes figures ont des fonctions et des qualités plus ou moins imbriquées. Certainement, c'est ce qui fait qu'Abdoulaye Bara DIOP se réfère à d'autres catégories plus restreintes. À ce titre, il souligne que « sous la monarchie, les Wolof distinguaient deux catégories de marabouts, selon la nature de leurs relations avec le pouvoir politique et leurs fonctions, celles-ci étant elles-mêmes relatives à leur attitude vis-à-vis de ce pouvoir, il y avait les *seriň fakk-taal* et les *serin làmb* » (DIOP, 1981, p. 236).

différents acteurs. Ainsi galvaudé, au Sénégal, le marabout renvoie selon Ibrahima Sow : « à un type de personnage qui n'est pas clairement défini, mais dont les activités sont associées à un certain nombre d'éléments non cumulatifs qui sont relatifs, peu ou prou, à la connaissance du Coran, à l'usage de la langue et de l'écriture arabe, à l'enseignement de l'islam, au pouvoir d'intercession, de médiation, de thérapie. Il est considéré comme un être charismatique. Il est aussi utilisé sans l'associer à une quelconque connaissance du Coran et de l'arabe, mais en retenant certains facteurs dont le pouvoir thérapeutique et l'usage ou le savoir relevant de pratiques plus ou moins magiques »[139].

C'est la raison pour laquelle on note dans plusieurs recherches une confusion, voire une fusion, entre les termes *guérisseur* et *marabout*. On assimile souvent les pratiques des uns à celles des autres. Cette confusion poussait Didier Fassin à affirmer : « Aucun terme désignant une catégorie d'hommes de savoir n'est entouré d'une confusion de sens comparable au mot marabout ». Il poursuit : « *Le marabout est seriň* chez les wolofs, *ceerno* chez les toucouleur et les peuls, *moodi* chez les soninké, *mori* chez les bambara, *karamoko* chez les mandé, *amaurew* chez les diola, etc. »[140].

Pour notre part, nous entendons par *marabout* des acteurs de la religion musulmane dont les activités sont relatives à la connaissance du Coran, de l'islam, à l'usage de la langue et de l'écriture arabes, au pouvoir d'intercession, de médiation, mais aussi et surtout, de thérapie. Ils sont nommés *seriň* par les Wolofs. Ils sont perçus comme étant des *borom xamxam* : terme générique qui renvoie à celui qui détient une connaissance.

[139] Ibrahima SOW, *op. cit.*, p. 58.
[140] Didier FASSIN, *op. cit.*, p. 73.

Par rapport à leurs fonctions thérapeutiques, certains marabouts peuvent avoir une pratique médicale générale en disant soigner plusieurs maladies. D'autres se spécialisent sur le traitement d'une seule maladie. Ils peuvent intervenir dans différents temps de la cure (reconnaissance, explication et traitement de la maladie). Ils peuvent aussi s'occuper de questions extramédicales, notamment de la réussite et de la justice. Certains marabouts sont réputés par leur pouvoir de démasquer des voleurs.

CHAPITRE II

ENTRE LÉGITIMITÉ ET ILLÉGALITÉ : ÉVOLUTION INSTITUTIONNELLE ET STATUT DE LA MÉDECINE AFRICAINE DITE TRADITIONNELLE

II.1. La médecine traditionnelle : entre légitimité et illégitimité

> *« Sécrétion de la culture africaine, notre médecine traditionnelle rejoint toutes les autres quant à sa motivation. En effet, la peur de la maladie et de la mort ainsi que la nécessité de se nourrir et de protéger sa santé ont conduit les hommes de tous les temps et sous tous les cieux à recourir à tout ce que la nature peut leur offrir. »* (Mamadou KOUMARÉ)[141]

La médecine traditionnelle africaine réunit l'ensemble des connaissances, des compétences et des pratiques issues du fond culturel africain pour entretenir la santé, de même que pour diagnostiquer, soulager ou soigner les maladies. Avec l'avènement des indépendances et l'acuité des problèmes sanitaires, cette médecine connaît un regain

---

[141] Mamadou KOUMARÉ, « Médecine et psychiatrie traditionnelles en Afrique », in Robert H. BANNERMAN, John BURTON et Wen-Chieh CH'EN, *Médecine traditionnelle et couverture des soins de santé primaires, textes choisis à l'intention des administrateurs de santé*, OMS, Genève, 1983, p. 25.

d'intérêt de la part des États africains et des organismes internationaux. Cependant, la comparaison avec la médecine moderne (technologique et conventionnelle) que l'Occident expansionniste a réussi à imposer au monde entier à la faveur de ses conquêtes fait que *l'évolution institutionnelle de la médecine traditionnelle* oscille entre légitimité et illégalité. Dans cette partie, nous allons cerner l'évolution institutionnelle de la médecine traditionnelle en Afrique de manière générale, au Sénégal en particulier. Il s'agira de :

1) cerner la manière dont les États africains et certains organismes ont tenté de reconnaître la place de la médecine traditionnelle dans la recherche de solutions sanitaires ;

2) mettre en exergue son statut au Sénégal.

Ce que nous visons en arrière-fond à travers cette analyse de l'évolution institutionnelle de la médecine traditionnelle en Afrique et au Sénégal, c'est la saisie des *représentations* que les États africains, et celui du Sénégal particulièrement, ont de cette médecine.

II.1.1. Évolution institutionnelle de la médecine traditionnelle en Afrique

Nous allons, en premier lieu, faire quelques remarques sur la médecine traditionnelle dans les trois périodes qui jalonnent l'histoire générale de l'Afrique, à savoir, la *période précoloniale*, la *période coloniale*[142] et celle *post-coloniale*. Nous montrerons, en second lieu, que c'est avec la période *post-coloniale* que commence l'évolution institutionnelle de la médecine traditionnelle africaine.

---

[142] Georges BALANDIER, *Sociologie actuelle de l'Afrique noire*, PUF, Paris, 1971, p. 3. Il parle de la *situation coloniale* comme d'une véritable « conjoncture particulière » dans l'histoire des peuples.

Nous terminerons par attirer l'attention sur le fait que les États africains perçoivent, de manière générale, cette médecine comme illégale.

Avant l'ère coloniale, les guérisseurs, les devins, etc., étaient garants de la santé dans les sociétés africaines. Contrairement aux discours évolutionnistes[143] qui faisaient de l'Afrique un continent de ténèbres[144], il faut dire que toutes les sociétés africaines se sont organisées et ont mis en place « des réponses et des pratiques à leurs problèmes de santé »[145]. C'est dans ce cadre qu'A. Sofowora a signalé que des graines de pavot (*Papaver somniferum*) et des graines de ricin (*Ricinus communis*) sont trouvées sur des tombes anciennes en Égypte. Cela indique leur emploi dans cette partie de l'Afrique dès 1500 avant J.-C.[146] En outre, les missionnaires et les explorateurs ont livré les premières données disponibles sur la médecine traditionnelle africaine d'avant l'ère coloniale. Ils ont montré que la transmission des savoirs thérapeutiques était basée sur l'oralité.[147]

---

[143] Il faut dire avec F. LAPLANTINE que : « L'une des caractéristiques majeures de l'évolutionnisme — l'a-t-on suffisamment mis en évidence ? — est son antiracisme. En effet, l'ensemble des travaux a réellement mis l'accent sur le fait que les disparités culturelles entre les groupes humains n'étaient nullement la conséquence de prédispositions congénitales, mais seulement, de situations techniques et économiques » (François LAPLANTINE, *L'anthropologie*, Seghers, Paris, 1987, p. 69).

[144] Albert SARRAUT disait : « Nous représentons ainsi une hérédité toujours en voie de liberté, de lumière qui, aux colonies, se porte précisément au secours d'une hérédité de stagnation et de ténèbres », in *Grandeur et servitude coloniales*, Éditions du sagittaire, 1931, pp. 168-169.

[145] Michel FONTAINE, *Santé et culture en Afrique noire*, Paris, Harmattan, coll. « Afrique 2000 », p. 82.

[146] Abayomi SOFOWORA, *op. cit.*, p. 26.

[147] Charles BECKER, « Quelques réflexions sur l'histoire, la santé et l'environnement en Afrique », in *Vie et Santé*, Environnement et santé, Dakar— ORSTOM, mars 1993, www.documentations.ird.fr, consulté le 05/12/2013. Il y montre que « les études françaises sur

Toutefois, leurs données sur la médecine traditionnelle étaient entachées de « subjectivisme », nous disent Joseph Ki-Zerbo[148] et E. M'bokolo[149]. Ce dernier souligne que c'est le cas de l'ouvrage de L. H. Gann et de Peter Duignan[150] qui présentent le bilan global de la colonisation en Afrique. Pour ces derniers, c'est seulement avec la colonisation et, très tôt, dès le début du XXe siècle, qu'on assiste à la mise sur pied d'une médecine efficace, à la régression lente mais définitive des grandes maladies endémiques et épidémiques, à la conception et l'organisation de conditions sanitaires décentes. Par conséquent, avant la colonisation, la situation courante aurait été celle d'une grande insalubrité et d'une morbidité permanente : « un grand nombre de gens étaient (...) chroniquement malades depuis l'heure de leur naissance jusqu'à l'instant de leur mort »[151]. Dans ce cadre, les « médecins africains » étaient présentés à la fois comme des botanistes, des religieux et des magiciens n'ayant ni une connaissance des maladies ni les moyens de lutter contre elles.

L'ère coloniale est caractérisée dans le domaine sanitaire par l'apparition de la médecine moderne sur le continent africain. En faisant irruption dans l'univers africain, la médecine moderne[152] était dictée par une idéologie

ces questions sont peu nombreuses et restent encore très marquées par le souci d'une apologie des médecins et des scientifiques ».

148 Joseph KI-ZERBO, *Histoire de l'Afrique noire*, Hatier, Paris, 1978, p. 402.

149 Elikia M'BOKOLO, « Histoire des maladies, histoire et maladie : l'Afrique », in *Le Sens du mal, op. cit.*, pp. 156-157.

150 Intitulé *Burden of empire: an appraisal of western Colonization in Africa South of the Sahara*, Londres, Pall Mall Press, 1968.

151 Elikia M'BOKOLO, *op. cit.*, p. 157.

152 Charles BECKER et René COLLIGNON, « Épidémie et médecine coloniale en Afrique de l'Ouest », in *Cahier Santé*, 1998, pp. 411-416 ; Hubert GÉRARD et Victor PICHÉ, *Sociologie des*

coloniale comme l'illustrent les propos d'Albert Sarrault[153]. Dans ce contexte, la médecine traditionnelle africaine était perçue comme une médecine primitive et archaïque. Elle n'était pas reconnue officiellement. Elle n'était pas considérée à sa juste valeur.

Avec la période post-coloniale, on assiste non seulement à des tentatives de reconnaissance de la médecine traditionnelle africaine, mais aussi à des collaborations entre médecine traditionnelle et médecine moderne dans le cadre de la lutte contre plusieurs maladies comme le paludisme, le sida, etc. Pour nous, c'est avec cette période post-coloniale que commence l'évolution institutionnelle de la médecine traditionnelle en Afrique.

De manière générale, les dates suivantes résument cette évolution institutionnelle :

1. En mars 1968 s'est tenu à Dakar le premier symposium interafricain organisé par la Commission scientifique et technique de recherche de l'Organisation de l'Unité africaine —CSRT/OUA— sur la médecine traditionnelle et les plantes médicinales.

2. En septembre 1969, l'Assemblée mondiale de la santé[154] a pris officiellement position pour la première fois. La résolution WHA 22-54, relative à la nécessité de procéder à des recherches scientifiques préalables sur les immenses ressources de la médecine traditionnelle,

---

populations, Presses universitaires de Montréal, AUPEL, UREF, 1995, p. 290.

[153] Albert SARRAUT affirmait : « La France constate à coup sûr le retard de leur évolution, mais s'employant à corriger les effets, elle s'efforce d'accélérer les étapes ; et dans l'argile informe des multitudes primitives, elle modèle patiemment le visage d'une nouvelle humanité », *op. cit.*, p. 111.

[154] L'Assemblée mondiale de la santé est composée des délégués représentant les États membres. Elle a pour fonction principale d'approuver le programme et le budget de l'OMS.

manifeste la volonté d'assurer une satisfaction plus adéquate des besoins en médicaments des populations du tiers-monde.

3. En mai 1972, à Lagos, s'est tenue la première réunion du Comité interafricain pour l'étude des plantes médicinales et celle de la médecine traditionnelle. À l'issue de cette réunion, un programme de recherche sur les drogues, doublé d'une répartition des centres de recherche à promouvoir par zones climatiques et structures politiques, a vu le jour.

4. Il faut attendre précisément 1974 pour voir des propositions de contenus plus opérationnelles. Dans ce cadre, l'OMS et l'UNICEF suggèrent sur la base de différentes études, en particulier celle de V. Djukanovic et E. P. Mach[155], une meilleure utilisation du savoir médical traditionnel. Le Conseil exécutif de l'OMS approuva cette recommandation en 1975.

5. L'année suivante, en 1976, le Bureau régional de l'OMS à Brazzaville pour l'Afrique[156] présenta un rapport sur le sujet : *Médecine traditionnelle en Afrique.* À la même époque naquit, à Genève — Suisse —, au siège de l'OMS, un groupe de travail pour la promotion et le développement de la médecine traditionnelle. Ce groupe de travail eut comme objectifs de susciter une approche réaliste de la médecine traditionnelle afin d'améliorer les soins de santé, d'évaluer la médecine traditionnelle à la lumière des sciences modernes, et de tirer le meilleur parti des pratiques utiles et efficaces, de favoriser

---

[155] V. DJUKANOVIC et E. P. MACH, *Comment répondre aux besoins sanitaires fondamentaux des populations dans les pays en voie de développement*, FISE/OMS, Genève, 1975, 130 p.

[156] L'OMS a une structure régionale répartie en six « régions » : Afrique, Amérique, Méditerranée orientale, Asie du Sud-est, Pacifique occidental et Europe.

l'intégration des connaissances et des savoir-faire de la médecine traditionnelle dont la valeur est prouvée.[157]

6. En septembre 1976, à Kampala —Ouganda—, l'Assemblée mondiale de la santé adopta la résolution WHA 30-49 : celle-ci recommanda l'intégration de la médecine traditionnelle dans les soins de santé primaires (SSP).

7. En septembre 1978, à Alma-Ata (Kazakhstan), la première conférence internationale de l'OMS sur les SSP a confirmé l'opportunité d'intégrer la médecine traditionnelle dans lesdits soins.

8. En 1979, une consultation sur le thème « médecine traditionnelle dans le développement des services de santé » préparée par le Bureau régional de Brazzaville (Congo) se tint à Bamako (au Mali) un an après la Déclaration d'Alma-Ata sur les soins de santé primaires.

9. En avril 1980 à Lagos, le plan d'action économique pour l'Afrique (Plan de Lagos) a évoqué, entre autres, les problèmes sanitaires de l'Afrique et a mis un accent particulier sur la MT, dont l'étude devrait être envisagée dans les politiques sanitaires africaines.

10. En avril 1982 eut lieu à Genève la première réunion du Comité de travail de l'OUA/CSTR, relative au projet de rédaction de la première pharmacopée africaine.

11. En mai 1983 s'est tenue à Vienne une réunion ONUDI-OUA/CSTR portant sur l'utilisation des plantes médicinales et aromatiques.

12. En février 1987, on note la nomination d'un fonctionnaire régional qui demeure le point focal des activités de médecine traditionnelle en Afrique. C'est ainsi qu'on assiste, dans plusieurs pays africains, à la création de

---

[157] R. H. BANNERMAN, *Le programme OMS de médecine traditionnelle*, Chronique OMS, Genève, 1977, 31, pp. 463-464.

services spécialisés (soit un département, soit un groupe d'études) sur la médecine traditionnelle, généralement rattachés au ministère de la Santé.[158]

13. Le huitième programme général de travail (PGT) de l'OMS, qui couvrit la période 1990-1995, prévit la nécessité d'une *orientation régionale* pour la mise en œuvre des résolutions adoptées.[159] Dans ce contexte, l'Union africaine, à travers sa Commission scientifique technique et de recherche, se trouve à l'avant-garde de la recherche sur la médecine traditionnelle et la pharmacopée africaines.

14. De même, avec l'appui des partenaires, la recherche a évolué du criblage de plantes médicinales « pour découvrir des agents bioactifs au développement de drogues et de dosages pour des produits naturels »[160]. À ce titre, la première pharmacopée africaine[161] a été recueillie en deux volumes grâce à l'OUA/CSTR. Le premier volume met en évidence les monographies d'une centaine de plantes. Le deuxième fournit l'évolution de substances dérivées des plantes. Dans ce cadre, la Commission

---

158 Abayomi SOFOWORA, *op. cit*, p. 40.

159 Parmi ces dernières, nous pouvons citer : la résolution AFR/RC/28R/3 qui invitait les États à étudier les plantes médicinales pour satisfaire les besoins des collectivités et à assurer les besoins de l'industrie pharmaceutique africaine, la résolution AFR/RC 34/R, adoptée lors de la trente-quatrième session. Elle invitait les États à « élaborer une légitimation spécifique à l'exercice de la MT dans le cadre de la législation sanitaire nationale et ouvrir une ligne budgétaire suffisante permettant le démarrage réel ou le développement du programme de MT », et la résolution AFR/RC 40/R8, qui invitait tous les gouvernements à élaborer dans le contexte de leurs systèmes de santé nationaux, des politiques et une législation appropriée pour faciliter le développement des activités nationales de MT.

160 Abayomi SOFOWORA, *op. cit*, p. 40.

161 Organisation de l'Unité africaine/Commission sur la recherche technique et scientifique, Lagos (Nigeria), *Pharmacopée africaine*, vol. 1, 3e édition, 1985, 264 p.

économique pour l'Afrique avait produit un document décrivant les formes simplifiées de méthodes pour la préparation de plantes médicinales en vue de leur industrialisation.[162] Ce document a été distribué aux États membres.[163] Ces efforts devraient préparer les pays africains à produire des médicaments à partir de plantes médicinales.

15. En juillet 2001, l'Organisation de l'Unité africaine (OUA) avait adopté un plan d'action de la décennie de la médecine traditionnelle (2001-2010). L'objectif principal était la reconnaissance de la médecine traditionnelle en passant par son acceptation, son développement et son intégration dans le système de soins de santé de la région, avant 2010.[164]

16. En 2002, on note l'institutionnalisation d'une Journée africaine de la médecine traditionnelle (le 31 août de chaque année).

17. En 2013, plus de 42 pays disposaient de politiques sur la médecine traditionnelle et plus de 19 d'entre eux avaient élaboré des plans stratégiques nationaux et des codes de déontologie sur la médecine traditionnelle.[165]

Cette rétrospective partielle des dates, rencontres et initiatives, souvent disparates, sur la médecine traditionnelle montre qu'il existe une évolution de la prise de conscience de certains États africains concernant la

---

[162] Abayomi SOFOWORA, *op. cit*, p. 41.

[163] UNECA ("Technical publication on the application of research findings in the development of pharmaceutical industries on the basis of indigenous raw materials", ECA Publication, 1989, n° ECA/IND/CHM/003/89), cité par A. SOFOWORA, *op. cit.*, p. 41.

[164] Conseil économique, social et environnemental du Sénégal, *Rapport des travaux de la deuxième session extraordinaire de l'année 2016*, p. 24.

[165] *Ibid.*, p.25

reconnaissance[166] et l'intégration de cette médecine dans la recherche de solutions aux problèmes de santé. Cependant, le crédit qui lui est accordé est insuffisant pour qu'une reconnaissance juridique ainsi qu'une intégration effective dans les systèmes de santé des pays africains soient réalisées de manière générale. Cela n'est d'ailleurs pas étonnant, car la question de son statut est difficile et soulève des problèmes de nature différente tels que la reconnaissance et l'intégration administrative et juridique des guérisseurs traditionnels dans le système de santé existant[167], la nécessité d'une plus grande ouverture du système de santé à une conception holistique de la santé, l'utilisation de la médecine traditionnelle autant pour des interventions « personnalistes » que pour des interventions « naturalistes »[168], la création d'une démarche qui

---

[166] Jean Pierre DOZON, « Ce que valoriser la médecine traditionnelle veut dire », in *Politique africaine*, n° 28, 1987, pp. 9-20.

[167] *Médecine traditionnelle et couverture des soins de santé, Aspects juridiques*, Genève, 1983, pp. 284-307.

[168] Ces expressions sont de George McClelland FOSTER. Cet auteur les utilise dans deux articles intitulé « Disease etiologies in non-western medical system », in *American Anthropologiste*, LXXVIII, 1976, pp. 773-782 et « Introduction à l'ethnomédecine », in Robert H. BANNERMAN, John BURTON, Wen-Chieh CH'EN, *Médecine traditionnelle et couverture des soins des soins de santé primaires, textes choisis à l'intention des administrateurs de santé*, OMS, Genève, 1983, pp. 17-32. Il y distingue deux grands types de systèmes médicaux selon qu'ils sont « personnaliste » ou « naturaliste ». Avec le système « personnaliste », la maladie serait attribuée à l'intervention d'un agent humain, non humain (ancêtre, esprit) ou surnaturel (Dieu) dont le malade serait victime ; la maladie n'y apparaîtrait que comme l'une des figures du malheur. Les pratiques médicales et religieuses seraient étroitement imbriquées. Les responsabilités du mal seraient hors du contrôle de la victime. Avec le système « naturaliste », en revanche, la maladie serait attribuée à l'influence de forces ou d'éléments naturels tels que le froid, le chaud, l'humidité, le sec, etc., et plus précisément à une perte d'équilibre corporel.

transcende la problématique de la bipolarisation « européo-morphique » ou « africano-morphique »[169].

Toutefois, même si la reconnaissance juridique de la médecine traditionnelle africaine n'est pas encore effective dans toute l'Afrique, il faut souligner qu'elle acquiert de plus en plus d'importance dans les politiques sanitaires des pays africains. Dans plusieurs pays, la médecine traditionnelle fait partie du cursus universitaire des étudiants en médecine.[170] Sur ce point, dans la stratégie mondiale de l'OMS 2014-2023, on note que « diverses universités de la Communauté économique des États de l'Afrique de l'Ouest, de l'Afrique du Sud, de République démocratique du Congo et de Tanzanie intègrent la médecine traditionnelle aux programmes destinés aux étudiants en pharmacie et en médecine »[171]. Nous pensons que cette intégration partielle[172] de la médecine traditionnelle aux études universitaires fait que cette

---

[169] Marcel MAUSS, *Sociologie et anthropologie*, Paris, PUF, 1950, 481 p.

[170] En Afrique de l'Ouest, pour une meilleure valorisation de la médecine et de la pharmacopée traditionnelles, des efforts ont été consentis à travers la production de supports de référence : manuel de formation des praticiens de la médecine traditionnelle sur les six maladies prioritaires en Afrique de l'Ouest, l'inventaire des formulations de plantes médicinales à efficacité prouvée, les curricula de formation des étudiants en médecine, les modules de formation sur la production et l'utilisation appropriées des plantes médicinales dans les États membres de la CEDEAO (Conseil économique, social et environnemental du Sénégal, *op. cit.*, p. 25).

[171] *Stratégie de l'OMS pour la médecine traditionnelle 2014-2023*, OMS, p. 23. Voir aussi : Rapport de situation sur la décennie de la médecine traditionnelle dans la région africaine, Brazzaville, Bureau régional de l'OMS pour l'Afrique, 2011 (AFR/RC61/PR/2).

[172] Il faut souligner que la médecine traditionnelle n'est pas enseignée entièrement dans les facultés de médecine. Il s'agit généralement de séance de travaux dirigés ou encore d'exposés sur cette médecine. Ce qui nous pousse à dire que c'est une intégration de façade.

médecine est fréquemment jugée à l'aune du développement de la science occidentale.[173]

En somme, l'approche historique institutionnelle de la médecine traditionnelle africaine montre, de manière générale, que cette dernière fait l'objet d'un regain d'intérêt depuis les indépendances (la période post-coloniale). En effet, on note une prise de conscience de son importance par les États africains, les organismes sous-régionaux et internationaux. Cependant, en dépit de cette reconnaissance, cette médecine est encore illégale dans plusieurs pays. La question de son statut juridique est objet de réflexions et fait débat.[174] L'une des raisons principales

---

[173] Comme en atteste une étude du CRDI qui admet que les guérisseurs peuvent « connaître un certain nombre d'organes, leur donner un nom et savoir les localiser dans le corps, à partir principalement de leur pratique dans le domaine de la chasse et du dépeçage du gibier ; on pense cependant aussi qu'ils ne s'intéressent pas au mécanisme du fonctionnement de ces organes et qu'ils ignorent l'existence des grands systèmes physiologiques. Cette opinion tient au fait que l'on se place dès le départ dans une perspective comparatiste et que l'on essaie de mesurer les connaissances des guérisseurs à l'étalon de celles de la médecine occidentale ». Il continue : « Il est évident à ce moment-là que l'on ne peut aboutir qu'à un jugement négatif, puisque les guérisseurs n'ont pas à leur disposition l'arsenal des techniques d'expérimentation qui a permis à l'Occident d'affiner ses connaissances dans ce domaine. On ne peut donc espérer, par cette méthode, déboucher sur une compréhension de la façon dont les guérisseurs structurent de manière originale leurs conceptions quant au fonctionnement du corps et de la manière dont ces dernières informent leur pratique thérapeutique », *La médecine traditionnelle au Zaïre : Fonctionnement et contribution potentielle au service de santé*, Ottawa, Ont, CRDI, 1979, pp. 22-23.

[174] Le Mali fait partie des premiers pays qui ont fixé les conditions d'ouverture des cabinets privés de consultation et de soins traditionnels par le décret n° 94-282/PRM du 15/8/1994. Communication de Salem MAHJOUB intitulée « Une lecture personnelle dans l'histoire de la médecine en Afrique subsaharienne », du 08-16/11/2009, 29e journée d'études et de formation administrative continue de l'Administration universitaire

de cette illégalité est que cette médecine est encore consciemment ou inconsciemment — à tort ou à raison — jaugée à l'aune du savoir moderne, notamment de la science occidentale. À présent, nous allons cerner le statut et la place de cette médecine au Sénégal.

II.1.2. Statut de la médecine traditionnelle au Sénégal

Dans sa typologie des systèmes de santé en rapport avec la médecine traditionnelle à l'échelle mondiale, l'Organisation mondiale de la Santé a établi la catégorisation suivante[175] :

1. *les systèmes dits intégratifs* dans lesquels les médecines traditionnelles sont intégrées dans l'offre de soins du système de santé officiel : c'est le cas de la Chine, de la République populaire démocratique de Corée du Nord et du Vietnam ;

2. *les systèmes de tolérance* : avec ces derniers, les médecines traditionnelles sont tolérées et se pratiquent dans un contexte où il n'y a pas de réglementation. C'est le cas par exemple du Sénégal, etc. ;

3. *les systèmes inclusifs* : les médecines traditionnelles y occupent une place intermédiaire entre la reconnaissance totale et la tolérance.

---

francophone et européenne en médecine et odontologie, Bamako, novembre 2009.

[175] Organisation des Nations unies pour l'éducation, la science et la culture, Comité international de bioéthique (CIB), *Avant-projet de rapport sur la médecine traditionnelle et ses implications éthiques*, SHS/EST/CIB-17/10/CONF.501/3 Paris, 29 septembre 2010, p. 11.

Le Sénégal est situé dans la deuxième catégorie. La médecine traditionnelle y est tolérée[176], c'est-à-dire qu'elle est exercée dans un cadre où il n'y a pas de texte juridique, aucune loi ni un texte, qui réglemente sa pratique. Le blocage principal vient des spécialistes de la médecine moderne.

II.1.2.1. De l'absence d'un cadre juridique... au projet de loi relatif à l'exercice de la médecine traditionnelle : entre illégalité et légitimité

II.1.2.1.1. De l'absence d'un cadre juridique...

La loi numéro 66-69 du 4 juillet 1966 relative à l'exercice de la médecine et à l'Ordre des médecins stipule que : « Nul ne peut exercer la profession de médecin s'il n'est :

1- Titulaire soit du diplôme d'État sénégalais de docteur en médecine, soit d'un diplôme étranger reconnu équivalent en application des dispositions en vigueur en matière d'enseignement supérieur.

2- De nationalité sénégalaise ou ressortissant d'un État ayant passé avec le Sénégal une convention impliquant le droit d'établissement au Sénégal des médecins nationaux dudit État ; les ressortissants des pays non francophones devront justifier d'une connaissance suffisante de la langue française.

3- Inscrit au tableau de la ou des sections de l'Ordre des médecins correspondant au mode d'exercice de la médecine qu'il pratique. Cette dernière condition ne s'applique pas aux docteurs en médecine appartenant au

---

[176] La médecine traditionnelle « avait été rendue illégale par décret en 1966, au profit de la médecine moderne », *Jeune Afrique Économie*, 16 février-1er mars 1998.

cadre actif du service de santé de l'armée sénégalaise, non plus qu'aux médecins militaires étrangers servant au titre de l'assistance militaire. »[177]

Cette loi montre en réalité que l'exercice de la MT est illégal au Sénégal. Seuls les formés à l'école occidentale peuvent la pratiquer. Les tradipraticiens et guérisseurs sont dans l'illégalité. En ce sens, on assiste fréquemment à des dénonciations par l'Ordre national des médecins du Sénégal[178] et l'inter-Ordre des professionnels de la Santé de certaines pratiques de la MT. Ils critiquent ce qu'ils qualifient de « publicité mensongère » de certains tradipraticiens qui s'autoproclament « professeurs soignent tout » ou encore « docteurs ». Farba Lamine Sall (ex-directeur du cabinet du ministère de la Santé) dénonçait les « publicités agressives »[179] de soins traditionnels concernant toutes les maladies sans exception.

Conscient de l'absence d'un cadre juridique réglementant leurs pratiques, les associations de tradipraticiens, notamment l'Association des médico-droguistes, phytothérapeutes, herboristes, opothérapeutes traditionnels du Sénégal (AMPHOT/S), organisent souvent des manifestations en vue de l'adoption d'une loi protégeant leurs activités.[180] Elles cherchent une

---

[177] La loi numéro 66-69 du 4 juillet 1966 relative à l'exercice de la médecine et à l'Ordre des médecins Sénégal.

[178] L'Ordre des médecins fut promulgué par la loi n° 66-69 du 4 juillet 1966.

[179] Discours de Farba Lamine SALL lorsqu'il présidait la cérémonie officielle de lancement de la septième Journée de la médecine traditionnelle sur le thème « Médecine traditionnelle et sécurité des patients » en août 2009, Agence de Presse Sénégalaise. http://www.aps.sn/spip.php?article59380, consulté le 22/04/2012.

[180] Récemment, l'AMPHOT/S a dénoncé la non-célébration de la Journée africaine de la médecine traditionnelle le 31 août 2013. Elle considère que c'est un manque de considération à leur endroit. La

reconnaissance juridique. Abdoulaye Ndao, président de l'Association des tradipraticiens, soutenait : « Si notre légitimité ne souffre d'aucune contestation, la légalité de notre profession est encore un combat à gagner, un palier à franchir. »[181] Il estime, cependant, que dans la médecine traditionnelle au Sénégal : « le meilleur côtoie le pire », d'où l'urgence de mettre en place un arsenal juridique qui réglemente la MT.

II.1.2.1.2 ... au projet de loi relatif à l'exercice de la médecine traditionnelle

Nous constatons que l'État du Sénégal a senti l'impérieuse nécessité de réglementer cette médecine. En effet :

1. Le 13 octobre 1993, le Conseil interministériel avait consacré la mise en place d'un comité chargé de poser les bases d'une réglementation ; toutefois, les instabilités institutionnelles et politiques ont retardé le processus.

2. Un projet de loi portant réglementation de la médecine traditionnelle a été élaboré en 2004, mais il n'a pas encore été voté du fait de facteurs tels que la difficulté à s'accorder sur une définition consensuelle de cette médecine.[182]

3. Le 31 mai 2017, le projet de loi relatif à l'exercice de la médecine traditionnelle au Sénégal est adopté en

---

thématique de cette journée était : « Décennie de la médecine traditionnelle : pour quel impact ? »

[181] Président de l'Association des tradipraticiens : Septième journée de la médecine traditionnelle, en 2009.

[182] *Plan national de Développement sanitaire : 2009-2018*, République du Sénégal, Ministère de la Santé et de la Prévention, version finale, janvier 2009, p. 24.

Conseil des ministres, mais il reste le vote de la loi à l'Assemblée nationale.

Toutefois, le vote de cette loi est encore problématique parce que l'inter-Ordre des professionnels de la Santé[183] affirme n'avoir pas été consulté à propos de ces nouvelles dispositions relatives à la santé et souhaite un retrait et une révision de ce texte afin de mieux protéger la santé des populations. Il affirme la nécessité de réglementer le chaos installé par la médecine traditionnelle et d'encadrer les pratiques médicales dans l'intérêt de la santé de la population et estime que le texte ne peut pas combler sainement le déficit en matière d'infrastructures et d'offres de paquets de soins qui sévit dans le domaine de la médecine moderne. L'inter-Ordre dit mettre en avant la sauvegarde de la santé de la population et dénonce le ritualisme, le charlatanisme, le fétichisme et le mysticisme de certains praticiens de la médecine traditionnelle.

En revanche, les praticiens de la médecine traditionnelle estiment que le projet de loi du 31 mai 2017 relatif à l'exercice de la médecine traditionnelle est une bonne initiative et doit être adopté par l'Assemblée nationale. Ils estiment que cette loi va assainir le secteur de cette médecine et pensent que l'inter-Ordre des professionnels de la Santé ne peut pas critiquer le charlatanisme et s'opposer à une réglementation du secteur.

La réglementation et l'intégration de la médecine traditionnelle dans le système de santé sénégalais permettraient d'assurer la sécurité des patients. Farba Lamine Sall reconnaissait que les produits à base de plantes contrefaits, de mauvaise qualité ou modifiés que l'on trouve sur le marché constituent des menaces sérieuses pour la

---

[183] Cet inter-ordre est constitué de quatre spécialités de la santé au Sénégal : médecins, chirurgiens-dentistes, vétérinaires et pharmaciens.

sécurité des patients. Plusieurs spécialistes affirment que l'absence d'un cadre juridique donne libre cours aux « non-initiés », « incompétents » et « charlatans » venant parfois de pays où ils ne peuvent pas exercer à cause des réglementations en vigueur et mettent les populations en danger.[184]

Certes, la réglementation de la MT est une urgence au regard de la prolifération des guérisseurs ou tradipraticiens qui déclarent pouvoir soigner plusieurs pathologies, toutefois les obstacles sont divers. Certains spécialistes de la médecine moderne (médecins et professeurs) lui reprochent de manière générale :

1. son approche méthodologique qui met l'accent sur les symptômes au détriment de l'étiologie ;
2. l'absence d'identification des principes actifs ;
3. le manque de maîtrise de la posologie, de la toxicité, de l'innocuité des plantes ;
4. l'absence de cadre où les droits des usagers sont énoncés ;
5. le fait qu'elle est pratiquée par des personnes auxquelles les instances officielles de légitimation des

---

[184] En 2014, le ministère de la Communication et de l'Économie numérique a rappelé aux organes de presse l'interdiction formelle de diffuser des messages publicitaires vantant des remèdes proposés par des tradipraticiens. Ce ministère affirme dans un communiqué transmis à l'Agence de Presse Sénégalaise que des organes de presse : « continuent toujours de servir de tribunes à ces derniers en proposant aux populations des soins supposés guérir toutes les maladies. Ce qui n'est pas conforme à la réalité »[184]. En rappelant la loi du 28 janvier 1983 relative à la publicité, le communiqué informe : « tout individu organe de presse incriminé dans ces pratiques, encourt de sévères sanctions conformément aux dispositions de la loi susmentionnée (article 15) cumulativement à l'article 32 des cahiers des radios commerciales et communautaires ». Ce serait bien d'indiquer l'endroit précis où trouver les éléments cités ici.

savoirs (écoles, instituts et universités) ne reconnaissent aucune compétence dans le secteur de la santé ;

6. la multiplicité des acteurs thérapeutiques avec des profils différents, etc. ;

7. l'inondation du marché avec des plantes médicinales d'origines diverses susceptibles de poser problème aux personnes ;

8. la multiplication des produits à connotation sexuelle (substances aphrodisiaques ou données pour telles) ;

9. les publicités parfois mensongères, etc.

Ces obstacles font que le statut de la médecine traditionnelle au Sénégal pose des problèmes aussi bien scientifiques, déontologiques et politiques que juridiques. En effet, du point de vue de la loi, la pratique médicale des guérisseurs, des tradipraticiens, des marabouts est illégale et les expose à des poursuites judiciaires et pénales.

Afin de surmonter ces obstacles, les Assises nationales du Sénégal ont retenu les points suivants en vue de réglementer et d'intégrer la médecine traditionnelle dans le système de santé :

1. le tradipraticien est celui qui est reconnu par sa communauté comme travaillant avec diverses techniques pour la restauration, la préservation et la promotion de la santé ;

2. les instances de légitimation des savoirs des tradipraticiens seront celles qu'en concertation avec l'État, leurs associations représentatives auront mises en place ;

3. l'adoption d'un code d'éthique et de déontologie par les tradipraticiens ;

4. la mise en place d'un Conseil national des associations de tradipraticiens ;

5. la reconnaissance par les tradipraticiens et leurs associations du pouvoir de l'État de fixer des objectifs de santé publique à la réalisation desquels ils devront travailler.

II.1.2.1.3. Une prise en compte progressive de la médecine traditionnelle dans les politiques publiques de santé

Depuis l'indépendance du Sénégal, la médecine traditionnelle n'est pas réglementée ; toutefois on constate, de plus en plus, une prise en compte de cette médecine dans les politiques publiques de santé à partir de 1998 avec, notamment :

1. le Plan national de développement sanitaire, 1998-2007 ;

2. le Plan national de développement sanitaire 2009-2018 ;

3. le Plan national de développement sanitaire et social 2019-2028.

Dans le PNDS 1998-2007, la valorisation de la MT était l'une des priorités de l'État. Durant cette période, les principales activités relatives à la médecine traditionnelle effectuées étaient les suivantes[185] :

1. organisation d'un forum national ;

2. recensement des tradipraticiens et leur organisation en associations ;

3. inventaire des aires de peuplement et la création de cinq centres d'expérimentation clinique de médicaments à

[185] *Plan national de développement sanitaire : 2009-2018*, République du Sénégal, Ministère de la Santé et de la Prévention, version finale, janvier 2009, p. 24.

base de plantes médicinales dans quatre régions : Dakar, Louga, Koungheul et Kolda ;

4. élaboration et validation des textes réglementant la pharmacopée traditionnelle ;

5. élaboration et validation d'un plan stratégique 2007-2010 pour l'intégration de la médecine traditionnelle dans le système national de santé, même s'il n'est pas mis en œuvre.

Dans le même sens, le Plan national de développement sanitaire 2009-2018[186] envisageait de revaloriser et de réorganiser la médecine traditionnelle au Sénégal. Il s'est inscrit dans la logique de continuer et de renforcer les actions initialement inscrites dans le PNDS 1998-2007. Ses objectifs prioritaires étaient de :

1. reconnaître le rôle des tradipraticiens dans l'itinéraire et le recours thérapeutique des populations et de définir leurs droits, devoirs et responsabilités en tant que dispensateurs de soins de santé ;

2. réglementer l'exercice de la médecine traditionnelle dans le but de protéger les populations et de combattre le charlatanisme.

Enfin, le Plan national de développement sanitaire et social 2019-2028 manifeste la volonté de réglementer la médecine traditionnelle. En effet, le résultat intermédiaire numéro 1 dudit plan envisage d'améliorer le système de régulation du secteur en renforçant le cadre institutionnel, législatif et réglementaire. En ce sens, il est envisagé l'adoption du projet de loi relatif à la médecine traditionnelle et à la pharmacopée.[187]

---

[186] Plan national de développement sanitaire, 2018, *op. cit.*, p.41

[187] *Plan national de développement sanitaire et social 2019-2028*, Ministère de la Santé et de l'Action sociale, p. 47.

On le voit, depuis 1998, la médecine traditionnelle est prise en compte dans les politiques publiques de santé. Toutefois, en dépit de cette prise en compte, elle n'est pas encore réglementée. Nous espérons que l'État du Sénégal, de concert avec les différentes parties prenantes, va, dans une démarche inclusive, réglementer le secteur afin de mieux sauvegarder la santé des populations.

Au total, l'analyse qui vient d'être effectuée montre que la médecine traditionnelle au Sénégal n'est pas reconnue juridiquement. Elle est illégale dans ce pays. Elle s'exerce dans un cadre où les droits des usagers et les devoirs des praticiens ne sont pas énoncés. Cette absence de reconnaissance juridique révèle, de manière générale, les réserves que certaines autorités scientifiques et politiques ont sur la médecine traditionnelle. En dépit de ces réserves, nous observons des initiatives tendant à valoriser cette médecine. Parmi ces dernières, nous notons :

1. L'hôpital traditionnel de Keur Massar a été fondé par le docteur Yvette Parès, biologiste et médecin, enseignante à l'UCAD. Cette structure est créée pour accueillir et soigner les lépreux et leur famille, d'abord à Ouakam, puis à Cambérène, quartier de Dakar, pour finalement s'installer en 1980 dans la banlieue de Keur Massar (à 25 kilomètres de Dakar) sur un terrain de 80 hectares attribué par le Président Abdou Diouf. Avec la disparition progressive de la lèpre, le site s'étend aujourd'hui sur 3 hectares. Cet hôpital contient aujourd'hui un laboratoire et une pharmacie. 87 remèdes à base de plantes étaient disponibles en 2019 sous forme de tisanes, poudres, extraits, sirop, bains, inhalations, pommades, huiles, lotions et savons.[188]

---

[188] Ces remèdes sont destinés à soulager les inconforts liés aux : système respiratoire, insuffisance respiratoire, diabète non insulinodépendant, hyperglycémie, règles douloureuses, atteintes de

2. Le Centre de Malango de Fatick a été créé en 1971 et inauguré en 1989. Il compte près de 500 guérisseurs traditionnels. Ces derniers sont sollicités dans les cas de maladies orthopédiques, digestives, socioculturelles, urogénitales, gynéco-obstétricales, les dermatoses, les infections sexuellement transmissibles, etc. C'est dans ce centre qu'a lieu la traditionnelle cérémonie de divination, ou *xoy* en sérère).

---

l'appareil reproductif, excès de poids, cholestérol, digestion difficile, fatigue chronique, troubles de la mémoire, problème de prostate, infection urinaire, parasitose intestinale, anémies, toux, manque d'appétit, états carentiels, fatigue chronique, surmenage physique et intellectuel, hémorroïdes, infections intestinales, constipation, diabète, migraine, vertiges, paludisme, malaria, grippe, nettoyage du foie, anorexie, manque de tonicité, faiblesse, blessures, rhume, sinusite, dermatose, pousse insuffisante des cheveux, asthme, kystes, ganglions, etc.

CHAPITRE III

LA MÉDECINE TRADITIONNELLE AU SÉNÉGAL, À MBACKÉ
Pratiques, conflits de représentations et bricolages

III.1. Aperçu sur la ville de Mbacké : de la cohabitation de divers univers sociosymboliques

> *« Les cultures humaines ont un passé au long duquel elles se sont constituées, et un avenir. Elles ne sont jamais des états achevés, figés, qui n'auraient d'autres choix que de survivre tels quels ou de mourir. Au contraire, valeurs, croyances et conduites s'engendrent les unes les autres, les changements s'enchaînent et chaque fait imprévisible laisse sa marque. »* (Jean BENOIST)[189]

Certaines réalités socioculturelles composent l'univers sociosymbolique de la ville de Mbacké[190]. La saisie sommaire de ces réalités nous permettra d'avoir une vue d'ensemble du phénomène étudié (la médecine traditionnelle). En effet, la médecine traditionnelle est une

---

[189] Jean BENOIST, *Anthropologie médicale en société créole*, Paris, PUF, 1993, p. 85.

[190] Il faut dire que Mbacké désigne à la fois un nom de famille — celui du fondateur du mouridisme, Cheikh Ahmadou Bamba Mbacké — et un village devenu ville.

notion qui ne peut se concevoir ni même se comprendre qu'à l'intérieur de la culture dans sa globalité.

De manière générale, nous pouvons dire que la fondation de Mbacké s'inscrit dans un contexte particulier marqué par le brouillage des repères socioculturels, politiques et religieux qu'a engendré la colonisation. Si l'on s'accorde à reconnaître que cette ville fut fondée dans le dernier tiers du XVIIIe siècle, il existe néanmoins une divergence à propos de l'année exacte de sa fondation. Deux années sont fréquemment mentionnées : 1772 et 1774, mais la plupart des sources font remonter sa fondation en 1772, année de l'installation de Mame Maram Mbacké (marabout et agriculteur), arrière-grand-père d'Ahmadou Bamba Mbacké (fondateur de la confrérie mouride), dans le royaume du Baol. À cette époque, Mbacké était un village qu'on appelait Mbacké Bène.

Mbacké a évolué du *village* à la *ville*. De nos jours, la ville de Mbacké est dotée de la plupart des services départementaux (préfecture, hôtel de ville, perception, poste et télécommunications, gendarmerie, prison, gare, Service d'électricité, Service de l'agriculture, Service de l'élevage, Service des eaux et forêts, centre de santé, poste de santé, établissements scolaires, etc.).

L'histoire (le royaume du Baol avec notamment les Wolofs[191], l'islamisation, la colonisation, le mouridisme,

---

[191] Le Portugais CA DA MOSTO est un des premiers auteurs à évoquer les Wolofs. Il notait : « Les Gilofs, Yolofs ou Accolofs, habitent la basse Sénégambie », dans *Relation des voyages à la côte occidentale d'Afrique* (1455-1457), publiée par Schefer, Paris, Leroux, 1895, p. 73. Disons à l'instar d'Abdoulaye Bara DIOP que les Wolofs apparaissent dès le XVe siècle, avec les récits des premiers voyageurs portugais sur la côte occidentale d'Afrique. Les références les concernant se multiplient avec l'ère des comptoirs commerciaux, français et anglais, inaugurée au XVIIe siècle et qui se termine au XIXe siècle, à la conquête coloniale. Aussi existe-t-il de précieux renseignements sur les institutions politiques,

etc.) a mêlé sur cette localité différentes conceptions et croyances, différents modes de vie et manières de penser. On y observe la cohabitation, l'enchevêtrement et l'opposition des *conceptions et croyances traditionnelles, islamiques, mourides, arabes* et *occidentales.*

Ces éléments ou sous-systèmes sociaux, complémentaires et opposés, organisent et composent l'univers sociosymbolique de la ville de Mbacké. C'est en cela que cette ville mérite une attention particulière. L'interrelation historique entre croyances *traditionnelles, conceptions islamiques, mourides, arabes* et *occidentales* n'est pas sans conséquences sur la médecine traditionnelle dans cette ville. C'est ce que nous allons étudier. La médecine traditionnelle ne peut se comprendre qu'à l'intérieur de la culture dans sa globalité et de son histoire.[192] C'est dire que la MT demeure solidaire de l'histoire de la ville de Mbacké ; histoire qui a fait que les

---

l'organisation et la stratification sociales grâce à Amadou WADE, Rawane BOYE, Yoro Dyâo, Abdoulaye Bara DIOP : sans eux, des aspects importants de la société wolof précoloniale resteraient inconnus. Abdoulaye Bara DIOP note à ce propos que « Yoro Dyâo est incontestablement le père de la tradition wolof », in Abdoulaye Bara DIOP, *op. cit.*, p. 5. Parmi les études scientifiques sur les Wolofs, nous pouvons mentionner F. DUMONT, *La pensée religieuse d'Amadou Bamba*, Boubacar LY, *L'honneur et les valeurs morales dans les sociétés wolofs et toucouleur du Sénégal* ; P. PELISSIER, *Les paysans du Sénégal* ; D. B. CRUISE O'BRIEN, *The mourides of Senegal. The Political and Economic Organization of an Islamic Brotherhood*, Oxford, Clarendon Press ; B. BARRY, *Le royaume du Waalo. Le Sénégal avant la conquête ; en géographie humaine* ; J. COPANS, *Stratification sociale et organisation du travail agricole dans les villages wolofs mourides du Sénégal*, etc.

192 C'est dans cette perspective que Jean-Claude ABRIC soutenait : « Les représentations sociales sont (…) marquées par leur inscription dans un processus temporel et historique », in *Pratiques sociales et représentations,* Paris, PUF, 1994, p. 220.

croyances socioculturelles et religieuses d'ailleurs ont transformé et/ou se sont greffées sur celles d'ici.

Carte n° 1

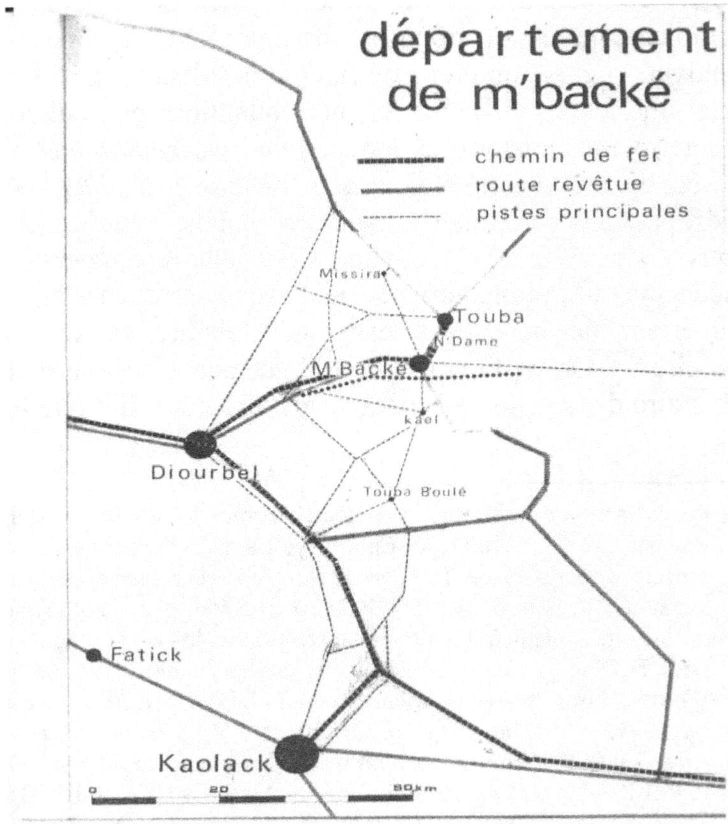

Source : *République du Sénégal, Ministère des Travaux publics, de l'Urbanisme et des Transports* — Direction de l'urbanisme et de l'habitat : Études de lotissements à Mbacké, mars 1977, BCEOM, p. 17.

Carte n° 2

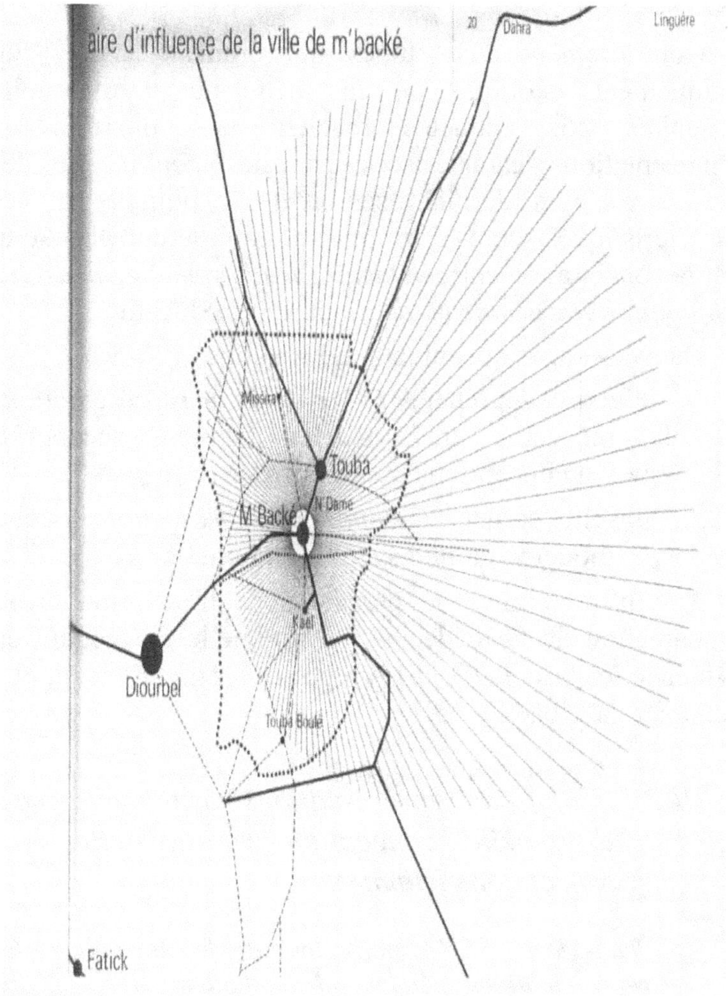

Source : *République du Sénégal, Ministère des Travaux publics, de l'Urbanisme et des Transports* — Direction de l'urbanisme et de l'habitat : Études de lotissements à Mbacké, mars 1977, BCEOM, p. 20.

III.2. Conflits de représentations sur la médecine traditionnelle et bricolages

Contrairement aux études qui donnent une vision uniquement exotique de la médecine traditionnelle africaine, nos enquêtes révèlent une pluralité de représentations caractérisées par des *conflits* et des *bricolages*. Ces derniers semblent s'expliquer par les caractéristiques socio-historiques de la ville de Mbacké et par la cohabitation entre *médecine traditionnelle*, *médecine islamique* et *médecine moderne* dans cette localité.

Dans les pages qui suivent, nous allons :

1. d'abord, appréhender les *conflits de représentations* sur la médecine traditionnelle : entre conceptions islamiques et conceptions traditionnelles ;

2. ensuite, cerner les *conflits de représentations* entre médecine moderne et médecine traditionnelle ;

3. enfin, montrer le processus de transformation et d'adaptation de la médecine traditionnelle en mettant en évidence les bricolages et les ruptures progressives qu'elle enregistre à Mbacké.

III.2.1. Conflit de représentations sur la médecine traditionnelle : conceptions traditionnelles et conceptions islamiques

> *Jean-Marie SECA nous avertit de la malice des représentations sociales qui s'emboitent « les unes aux autres dans un énorme puzzle notionnel dont personne, à titre individuel ou dans une institution particulière qu'elle soit scientifique ou non, publique ou privée, ne maîtrise l'organisation et l'évolution »*[193].

[193] Jean-Marie SECA, *Les représentations sociales*, Paris, Armand Colin, 2001, coll. « CURSUS Sociologie », p. 15.

La ville de Mbacké est un sanctuaire de différents modes de vie et manières de penser. On y observe la cohabitation de plusieurs croyances qui s'opposent et se rapprochent, la formation d'une société multiculturelle où les héritages se côtoient et se mêlent, où les cultures se rencontrent et s'influencent. Cela engendre non seulement une évanescence progressive des fondements de la médecine traditionnelle, mais aussi un conflit de représentations sur cette médecine.

L'analyse des données révèle que deux représentations de la médecine traditionnelle s'y opposent. D'une part, on note une conception islamique qui conteste, voire critique cette médecine (ou certains de ses supports, pratiques, croyances, etc.) ; les tenants de cette conception préfèrent en lieu et place la médecine dite « islamique ». D'autre part, on remarque une conception qui approuve la médecine traditionnelle, quels que soient ses pratiques et ses supports. Nous allons cerner ce conflit de représentations et ses déterminants.

III.2.1.1. Fajum Cosaan ou Garab wolof, sunu Cosaan[194] *: une résistance culturelle*

En dépit de la forte islamisation et de la prépondérance de la confrérie mouride, la médecine traditionnelle a bonne presse dans la ville de Mbacké. En effet, la plupart des gens de Mbacké avouent utiliser les services de cette médecine africaine, notamment les techniques pharmacologiques[195], verbales, oniriques, les rites sacrificiels, les rituels thérapeutiques (*ndëpp*[196], *tuuru* ou *samp*), les techniques de

---

[194] Ces termes wolofs signifient « la médecine traditionnelle ou le médicament wolof : notre tradition ».

[195] Décoctions, inhalations, fumigations, etc.

[196] Il faut préciser que deux femmes ont reconnu avoir utilisé le *ndëpp*.

divination traditionnelles (le *tani*[197], le miroir, le chapelet), les incantations (*diat*), les fétiches (*galaj*), les amulettes (*tere*), les macérations (*damp*), etc. C'est dire que même en étant musulman et de la confrérie mouride, une partie importante de nos enquêtés utilisent certaines pratiques thérapeutiques traditionnelles proscrites par l'islam.

Cet attachement à la médecine traditionnelle s'explique par leurs *représentations*. En effet, ils perçoivent cette médecine comme *leur* tradition (*cosaan*), en d'autres termes, comme une réalité découverte et léguée par les ancêtres (*maam*). C'est sous ce registre qu'il faut inscrire les propos tels que : « nos ancêtres ont laissé là cette médecine traditionnelle », « nous avons trouvé cette médecine ici », etc. Ces extraits de discours montrent qu'il y a fréquemment une référence à la *tradition* dans l'évocation de la médecine traditionnelle. Cela révèle le poids de l'histoire et de la culture chez les mourides. Leurs représentations restent, de manière générale, ancrées dans un monde ontologique, fondement des pratiques thérapeutiques traditionnelles.

Aussi importe-t-il de souligner que la croyance vivace selon laquelle « certaines maladies ne peuvent être soignées que par la médecine traditionnelle » explique l'ancrage de cette médecine à Mbacké. En effet, dans l'imaginaire collectif, les maladies attribuées au *jinne,* au *seytaane*, au *rab*, au *liggéey*, au *bët*, au *làmmiñ*, au *ndoxumsiti*, etc., ne peuvent être soignées que par la médecine africaine. Nous entendons souvent : « *ndoxum siti, reen wala xass mo koy faj, ñoom rekk* », c'est-à-dire « *ndoxum siti*, maladie qui se manifeste par l'apparition d'abcès sur la peau, ne peut être soignée que par des racines ou des écorces ».

L'ancrage de la médecine traditionnelle dans les représentations collectives s'explique aussi par son

[197] Divination par les cauris.

efficacité thérapeutique. En effet, de nombreux témoignages ont souligné le rôle important de la phytothérapie dans la guérison de plusieurs maladies. C'est en ce sens qu'il n'est pas rare d'entendre l'évocation de plusieurs recettes thérapeutiques traditionnelles à base de plantes médicinales.

Tableau 5 : Liste des plantes médicinales souvent évoquées dans les discours et écrits et leurs indications thérapeutiques.

Nom wolof	Dénomination scientifique	Indications
Nebneb	*Acacia nilotica*	Diarrhée et toux.
Nebaday	*Moringa oleifera*	Tension.
Dakhar	*Tamarindus indica*	Faiblesse sexuelle et épuisement.
Khay	*Khaya senegalensis*	Dermatose.
Kinkiliba (sékhew)	*Combretum micranthum*	Toux.
Khotouboutel	*Eucalyptus globulus*	Toux.
Rate	*Combretum glutinosum*	Toux et rhume.
Limong	*Citrus aurantifolia*	Paludisme et faiblesse physique.

Sources : Données de recherche.

Suite :

Nom wolof	Dénomination scientifique	Indications
Kel	*Grewiabicolor*	Fatigue.
Nger	*Grewia senegalensis*	Toux et rhume.
Bouye	*Adansonia digitata*	Diarrhée et fièvre.
Dougor	*Annona senegalensis*	Dermatose.
Niandame	*Boscia senegalensis*	Hémorroïdes.
Laydour	*Cassia italia*	Constipation.
Mbantamare	*Cassia occidentalis*	Fièvre et avortement.
Bissap	*Hibiscus sabdarifa*	Fatigue et tension.
Soump	*Bananites aegyptiaca*	Constipation et asthme.
Khewar	*Aphania senegelensis*	Douleur corporelle.
Nim	*Azadirachta indica*	Paludisme.

Sources : Données de recherche.

Les gens de Mbacké mentionnent de manière récurrente les noms des plantes médicinales qui figurent dans le tableau ci-dessus. Les parties les plus citées sont les racines (*reen*), les écorces et les aubiers du tronc (*xass*), les fruits (*meñéef*, *doom*), les feuilles (*xott*, *xobb*), les sommités fleuries, les bourgeons et les rameaux feuillés. Ces derniers sont employés soit isolément, soit en association avec d'autres plantes, substances d'origine animale ou minérale.

La plupart de nos enquêtés reconnaissent l'efficacité thérapeutique de ces plantes médicinales. Ils pensent que Dieu a doté chaque plante de propriétés particulières afin qu'elles viennent en aide aux hommes. Dans ce sillage, il est fréquent d'entendre : « Nos ancêtres ont utilisé des *rat* (*Combretum glutinosum*), des *ŋer* (*Grewia senegalensis*), des *kel* (*Grewia bicolor*), des *nebeday* (*Acacia nilotica*), etc., pour se soigner. Ils vivaient longtemps, moi aussi je vais les utiliser pour me soigner. » C'est dire qu'au-delà des considérations ontologiques, philosophiques et culturelles, c'est l'efficacité thérapeutique qui explique l'ancrage de la médecine traditionnelle dans les représentations collectives.

Dans ce cadre, certains enquêtés, bien que reconnaissant la proscription de certaines pratiques thérapeutiques traditionnelles par l'islam, affirment les utiliser du fait de leurs pouvoirs thérapeutiques. C'est toute la signification des propos suivants : « Qu'elles soient les substances extraites du règne animal (écaille, corne, peau de chèvre de couleur noire, de mouton ou de bœuf), ou qu'elles soient des rituels sacrificiels, les pratiques thérapeutiques traditionnelles sont utilisées dans un but précis : soigner et aider les personnes », « *muy yaxu taan, béjénu nak, deru buki, fajum cosaan fi lañ ko fekk, day aar* », qu'on peut traduire par : « Que ses composantes soient des os de vautour, des cornes de bœuf, des peaux d'animaux, la médecine traditionnelle fait partie de notre culture. Nous l'avons trouvée ici. Elle protège et soigne. »

Il apparaît ainsi que l'ancrage de la médecine traditionnelle dans les représentations collectives, notamment le recours à des pratiques thérapeutiques proscrites par l'islam, s'explique, d'une part, par leur caractère *culturel* et, d'autre part, par leurs *pouvoirs thérapeutiques*. Ce constat est confirmé par le témoignage qui suit : « J'étais en train de cultiver mon champ et subitement un scorpion m'a piqué. J'ai commencé à transpirer. La douleur était intense. Cela veut dire qu'il n'existe aucune affinité entre le scorpion et moi selon la tradition. La douleur était à son paroxysme. Un de mes amis m'a emmené chez un guérisseur traditionnel. Ce dernier a récité des incantations (*diat*) et j'ai vu sortir de mon corps, là où le scorpion m'a piqué, un fil blanc pendant la récitation des incantations. J'étais stupéfait. Au terme des incantations, j'ai senti un grand soulagement. Il m'a soigné. Les connaissances traditionnelles sont efficaces. »

Ce témoignage, choisi parmi d'autres, montre que l'*efficacité thérapeutique* de la médecine traditionnelle explique, à bien des égards, le recours important dont elle fait l'objet dans la ville de Mbacké, voire au Sénégal. Selon plusieurs témoignages, cette médecine offre des remèdes efficaces de gestion de la maladie, de la douleur[198] et des souffrances adjacentes. C'est, du reste, dans cette perspective que plusieurs personnes soulignent le rôle considérable des pratiques de la médecine traditionnelle telles que :

1. les rites sacrificiels (tuer un bœuf, une chèvre noire, une poule, verser du lait caillé, etc.) ;
2. les rituels thérapeutiques (*ndëpp*, *tuuru* et *samp*) ;
3. les techniques de divination traditionnelles (*gisaane*[199]) ;

---

[198] Dans son livre intitulé *Histoire de la douleur*, Roselyne REY nous dit : « Tout être vivant, dès sa naissance, recherche le plaisir et s'en réjouit comme du souverain bien, il déteste la douleur comme du souverain mal, et, dans la mesure du possible, il s'en écarte, et il se comporte ainsi quand il n'a pas encore été déformé, et sa nature, laissée à elle-même, juge en toute pureté et en toute intégrité » (*Histoire de la douleur*, Paris, La Découverte, 2000, p. 5).

[199] Terme générique de la langue wolof désignant l'ensemble des techniques de divination, de voyance, quel qu'en soit le support comme le *tani* (cauris), la calebasse remplie d'eau, le miroir, le chapelet, etc.

4. les incantations (*diat*)[200] et les fétiches (*galaj*) ;

5. les chiropracteurs traditionnels (traitement des entorses, fractures, luxations), etc.

Certaines de ces pratiques thérapeutiques, bien que contestées par l'islam, sont perçues, de manière générale, comme importantes et fondamentales dans la thérapie africaine. Cela conduit Meinrad Hebga à noter que pour défendre la santé contre les attaques d'où qu'elles viennent, les Africains « emploient tous les moyens, y compris le recours au médecin traditionnel, au marabout, ou au dirigeant des sectes à miracle, sans que des considérations de foi ou de doctrines puissent les retenir »[201]. C'est en ce sens qu'on nous martèle bien souvent : « Les rituels thérapeutiques tels que le *ndëpp* et le *tuuru* n'ont rien de mal. Il en est de même des fétiches. » De telles conceptions montrent l'ancrage de la médecine traditionnelle dans la ville de Mbacké.

Au total, une bonne partie de la population de Mbacké perçoit la médecine traditionnelle comme un élément de la *tradition* ayant une *efficacité thérapeutique*. Elle fait partie de son identité culturelle. L'ancrage de cette médecine dans cette ville, caractérisée par une forte islamisation, semble paradoxal. Toutefois, nous trouvons son explication dans deux faits au moins. D'une part, il faut rappeler qu'historiquement, les premiers marabouts du Baol ont fait preuve de souplesse en s'adaptant au contexte socioculturel

---

[200] « La puissance du verbe que certains appellent péjorativement "incantation" est un élément non négligeable, pour ne pas dire la particularité de la médecine traditionnelle », Mamadou KOUMARÉ, dans « Médecine et psychiatrie traditionnelles en Afrique », *op. cit.*, p. 26.

[201] M. HEBGA, « Sorcellerie et maladies en Afrique noire. Jalons pour une approche catéchétique et pastorale », in *Téléma*, 32, 1982, p. 6 (cité par Fataï Ghislain SANNY, *op. cit.*).

d'alors, marqué par la prépondérance des croyances traditionnelles. Cela a entraîné une perpétuation des pratiques de la MT. D'autre part, il faut dire que la résistance culturelle du mouridisme, initiée par Cheikh Ahmadou Bamba[202], a permis aux mourides de cette ville de préserver certains éléments de leur culture (de leur histoire). Cheikh Ahmadou Bamba semblait avoir compris que la colonisation était une agression culturelle et qu'elle devait être combattue sur ce plan. Il s'était engagé à combattre, d'une certaine manière, l'acculturation due à la colonisation européenne et celle liée au contact avec la culture arabe.[203] C'est dire que le pouvoir d'adaptation des marabouts au contexte local et la résistance culturelle prônée par Cheikh Ahmadou Bamba expliquent, à notre sens, non seulement l'attachement de nombre de mourides à la médecine traditionnelle[204], mais aussi l'importance du *traditionalisme*, c'est-à-dire une attitude valorisant le passé[205] dans cette localité[206].

---

202 El Hadji Ibrahima Sakho THIAM le montre dans sa thèse de doctorat intitulée : *Les aspects du mouridisme,* Université de Siegen, Département de Sciences politiques, Facultés des Sciences sociales, 2010, 278 p.

203 Comme l'illustre d'une certaine manière la création de la confrérie mouride qui selon plusieurs spécialistes est un projet de société, etc.

204 Cela faisait dire à Mamadou DIA : « Le mouridisme est une création originale, dont le fondateur est un saint "pas comme les autres". Ahmadou Bamba nous apparaît, avant tout, comme le marabout dont la vie, l'œuvre, la doctrine se sont définies en s'opposant, parfois durement, à toutes les influences étrangères et se sont exprimées dans une création toute nouvelle et purement africaine », journal du *Walf*, le 6 mars 2007.

205 Madeleine GRAWITZ, *Lexique des sciences sociales*, éditions Dalloz, 2004, p. 402.

206 Cette caractéristique de la mentalité des gens de Touba et Mbaké est une des raisons du choix de ce terroir pour examiner la question de la situation actuelle de la médecine africaine traditionnelle, puisqu'elle offre l'occasion d'examiner cette médecine aux prises

III.2.1.2. Une médecine traditionnelle contestée par les croyances islamiques et concurrencée par une médecine islamique

L'ancrage de l'islam et l'importance de la confrérie mouride ont entraîné une sédimentation des croyances islamiques dans les représentations collectives à Mbacké. En effet, les manières d'être, d'agir et de penser s'inspirent, pour une bonne part, des particularités des mourides et des conceptions orthodoxes islamiques. Ces dernières sont devenues une part intégrante de l'identité des Wolofs mourides. Elles ont engendré une modification progressive de leur *tradition* et, partant, une contestation de certaines pratiques de la médecine traditionnelle. C'est en ce sens que plusieurs habitants de cette ville critiquent l'utilisation :

1. de substances d'origine animale (cornes, peaux, dents, écailles, sang, poils, etc.) ;
2. de rites sacrificiels (tuer des animaux, verser le sang) ;
3. de rituels thérapeutiques (*ndëpp*, *tuuru* et *samp*) ;
4. de techniques de divination traditionnelles[207] ;
5. de paroles incantatoires préislamiques (*diat*, *mocce*), etc. ;
6. de fétiches (*galaj*) ;
7. d'une conception personnaliste des plantes (salutation des plantes lors de la cueillette, le fait de s'adresser à la plante comme s'il s'agissait d'un être humain, le fait de se mettre nu pour prélever les écorces et les racines d'un végétal, le fait de demander pardon à la

---

avec deux acculturations de contenus et de forces inégales à plusieurs points de vue !

[207] On nous rapporte souvent que dans l'islam, celui qui utilise le *tani* — divination par les cauris — ne peut pas avoir la bénédiction d'Allah durant les quarante jours qui suivent l'utilisation.

plante pour le préjudice causé par l'amputation réalisée sur elle) ;

8. de la suspension de bouquets de végétaux sur le toit de la maison comme emploi médicinal (en supposant qu'il peut bouter hors de l'espace domestique les *seytaane*) ;

9. de l'enterrement : le fait d'enterrer, par exemple, un végétal au seuil ou au milieu de la maison comme emploi médicinal ;

10. d'eaux lustrales traditionnelles et de bains supposés avoir une fonction « immuno-thérapeutique » ;

11. d'ablutions à visée propitiatoire, etc.

Pour plusieurs personnes, l'utilisation de parties d'animaux telles que les cornes, les peaux, les dents, et le recours aux rites sacrificiels, aux techniques de divination traditionnelles, aux incantations, à la personnification des plantes, etc., ne sont pas permis par l'islam. Ces pratiques de la médecine traditionnelle sont perçues comme des survivances de la période préislamique. Elles sont, disent-elles, interdites par l'islam, la tradition du prophète Mahomet et les enseignements de Cheikh Ahmadou Bamba. C'est sous ce registre qu'il faut inscrire les propos tels que : « Le prophète (Mahomet, PSL) nous a interdit de suivre les incantations de la période préislamique qui s'appuient sur des mensonges, des amulettes et des magiciens qui ne sont que des menteurs. Le prophète a interdit ces incantations, mais a recommandé celles qui s'inspirent de l'imploration d'Allah, de la *sunna* et du Coran. »

Nous entendons souvent la référence à Allah, au Coran, aux recommandations de Cheikh Ahmadou Bamba et à la tradition du prophète Mahomet (PSL) pour contester certaines pratiques de la médecine traditionnelle. Dans ce sillage, certains individus estiment que les techniques de divination traditionnelles sont proscrites par l'islam. Selon les croyances islamiques : « la plupart d'entre eux [devins] sont menteurs ». Cette conception de l'islam est parfois utilisée par les marabouts et prêcheurs pour rejeter les techniques de divination traditionnelles.

Le rejet de ces techniques s'explique aussi par d'autres considérations. En effet, des guides religieux ou marabouts véhiculent l'idée selon laquelle certains guérisseurs traditionnels s'allient secrètement avec les mauvais esprits tels que les *jinne* et les *seytaane* qui leur font connaître le futur. C'est ce qu'attestent les extraits suivants : « Certains guérisseurs nouent des alliances avec des *jinne*, des *seytaane* qui les informent. Cela est interdit par l'islam », « celui qui se rend chez un devin et croit à sa parole a mécru en ce qui a été révélé sur lui (Mahomet) »[208]. La prépondérance de ce discours religieux maraboutique fait qu'on note une contestation et une critique des techniques de divination traditionnelles.

En lieu et place de ces dernières, certaines personnes pensent que la procédure de divination recommandée par l'islam est le *listixar*, qui vient de la tradition prophétique (*sunna* du prophète Mahomet). Elles se représentent le *listixar* comme une procédure de voyance et de divination pouvant permettre de connaître l'origine de la maladie, le remède et la conduite à tenir. Corrélativement, le *listixar* est une prière effectuée pour demander à Allah un choix éclairé sur l'avenir. Il est recommandé par le prophète Mahomet dans tout ce que l'homme projette d'entreprendre dans la vie.[209] Les prières pour le *listikhar* sont nombreuses. L'une des plus usuelles consiste à réciter la *Fatiha* (sourate introductive du Coran, une fois), la formule « *al*

---

[208] En fait, l'islam interdit d'associer à Allah ou de vouloir associer à Allah *quelque chose* ou *quelqu'un* dans ce qui Lui est propre : la connaissance du futur.

[209] EL BOKHARI, *L'authentique tradition musulmane. Choix de h'adîths*, Paris, Fasquelle, 1964, p. 277.

hamdulilahi rabil alamina »[210] (sept fois), la litanie « *la illaha illaalah* »[211] (mille fois), la sourate « *Xulquwa* »[212] (mille fois). Tout juste après la récitation, on souffle dans la main gauche qui servira, au coucher, de support à la tête orientée vers l'est. Selon la croyance islamique, celui qui fait correctement une telle prière verra dans un rêve la révélation de ce qu'il cherchait à connaître. L'allégeance à une telle technique de divination islamique et, *in extenso,* à des croyances musulmanes, engendre une contestation progressive des procédures divinatoires traditionnelles et un rejet de plusieurs pratiques thérapeutiques négro-africaines. Ce qui n'est pas sans conséquences.

L'une des conséquences du rejet des pratiques thérapeutiques traditionnelles telles que les paroles incantatoires, les rites sacrificiels, les fétiches, la personnification des plantes, etc., est la *stigmatisation* de certains guérisseurs traditionnels. En effet, ils sont étiquetés comme *njibarkat*. Ce dernier est un terme wolof péjoratif qui renvoie à « magicien » et à « illusionniste ». Le récit ci-après en donne une illustration édifiante : « Dans leurs activités, certains guérisseurs traditionnels récitent des paroles rituelles soit à voix basse, soit à haute voix, sans lesquelles leurs thérapies ne seraient pas efficaces. Pour la plupart d'entre eux, la pratique thérapeutique n'a d'efficacité que préparée selon des règles coutumières codifiées et souvent contradictoires à la pratique islamique. Si leurs thérapies ne s'accompagnent pas de paroles magiques proscrites par l'islam, la guérison s'avère impossible (…) par des incantations dont ils ont le secret, par des nœuds (*fass*), par des sacrifices de sang, ils séparent des amis (*dedele* ou *sorele* en wolof) ; ils unissent des personnes aux

---

210 Expression coranique qui peut prendre la signification suivante : *louange à Allah, Seigneur de l'univers.*

211 Cette expression du Coran peut prendre le sens suivant : *rien ne mérite d'être adoré sauf Dieu (Allah).*

212 Cette sourate est connue aussi sous le nom d' »*Ihlas* », c'est-à-dire « Le monothéisme pur ».

humeurs et destins opposés (*not* en wolof) ; ils s'allient les services des *jinne* et des *rab*. Ils ne croient pas en Allah ; leurs pratiques sont *haram* (hautement proscrites). Ils ne respectent pas l'orthodoxie islamique. »

Dans le même sens, il n'est pas rare d'entendre des personnes dire que l'utilisation de pratiques et de connaissances contraires aux recommandations de l'islam montre que plusieurs guérisseurs traditionnels ont une *maladie de la foi* (*feebaru xol* ou *ñak paspas* en wolof). Pour ces derniers, bon nombre de guérisseurs traditionnels sont des *njibarkat* et la destinée de ces derniers est une punition d'Allah dans ce bas monde (*Mbugalum aduna*) et, surtout, un châtiment post mortem (*Mbugalum allahira*).

Si nous utilisons l'approche « champ » de Pierre Bourdieu, nous voyons que cette *stigmatisation* dissimule les relations conflictuelles et la lutte pour le « capital » entre les marabouts et les guérisseurs traditionnels dans l'espace thérapeutique à Mbacké. En effet, l'approche de Pierre Bourdieu nous conduit à appréhender l'espace thérapeutique de cette ville comme un « champ » où les marabouts qui utilisent des connaissances islamiques pour soigner sont en concurrence avec les guérisseurs traditionnels pour le contrôle des différentes formes de capital[213] (social, culturel, économique, etc.). Les marabouts et les guérisseurs luttent dans le champ thérapeutique pour conserver ou subvertir l'état des rapports de force : occuper les positions dominantes, transformer les positions de dominés en positions dominantes, stabiliser les positions instables, faire

[213] Pierre BOURDIEU avec Loïc J. D. WACQUANT, *Réponses. Pour une anthropologie réflexive*, Paris, Seuil, 1992, pp. 73-75.

reconnaître des positions situées aux frontières du champ, en disqualifier d'autres.[214]

Dans ce cadre, nous comprenons mieux l'un des objectifs de la *stigmatisation*[215] dont sont victimes certains guérisseurs. Par cette *stigmatisation*, certains marabouts visent, au-delà d'une dénonciation basée sur des convictions, la conservation des rapports de force et la *disqualification* des guérisseurs traditionnels dans le champ thérapeutique. En effet, ces derniers, confinés de plus en plus à la marge de la société, tentent d'acquérir un capital social, symbolique et économique, en brandissant l'argument de la tradition (*cosaan*). Pour ce faire, ils mobilisent les *pouvoirs* rattachés à leurs personnes : *pouvoir de guérir la maladie*, *pouvoir de donner le succès*, *pouvoir d'apporter le malheur*, etc. Ils profitent de l'anomie de la société[216] et de l'anxiété que cela engendre pour faire leur publicité par le biais de l'espace médiatique (notamment avec les radios de la ville : Sud FM, Walfadjri, RFM, Dounya, LampFall FM, etc.). C'est ce qui fait qu'ils sont de plus en plus courtisés par les jeunes en quête d'emploi, les femmes, les émigrés, les politiciens, etc.

L'analyse des enjeux du champ thérapeutique permet de comprendre les stigmatisations, les rejets, voire les représentations négatives dont sont victimes les guérisseurs, et, partant, les conflits entre les marabouts et les guérisseurs à Mbacké. En effet, les thérapeutes traditionnels acquièrent, de plus en plus, un capital économique qui a longtemps été dominé par les marabouts.

---

[214] Pierre BOURDIEU, *Le sens pratique*, Paris, Les Éditions Minuits, 1980, p. 56.

[215] Pierre BOURDIEU avec Loïc J. D. WACQUANT, *op. cit.*, p. 74.

[216] Raymond BOUDON et François BOURICAUD, *Dictionnaire critique de la sociologie*, PUF, 2011, p. 27.

C'est dire qu'au-delà des valeurs islamiques, les conflits[217] et les stigmatisations entre guérisseurs et marabouts s'expliquent, dans une large mesure, par le fait que ces derniers veulent conserver le capital symbolique, social et économique dont ils jouissent traditionnellement dans cette ville. Ils veulent maintenir les positions que leur confère, à certains égards, la confrérie mouride.

Au demeurant, il faut dire que la prépondérance de la référence à des conceptions islamiques[218], au Coran, aux enseignements de Cheikh Ahmadou Bamba, entraîne un rejet de certaines pratiques de la médecine traditionnelle et, par voie de conséquence, une *stigmatisation* des guérisseurs. En lieu et place de cette médecine traditionnelle, plusieurs personnes préfèrent la *médecine islamique*. En effet, ils perçoivent le Coran comme une thérapie, une véritable médecine. Ce livre « sacré »[219] est perçu comme le secret de la santé et de la guérison. Cette

---

[217] Comme en atteste le conflit qui oppose l'Association des jeunes Mbacké-Mbacké et certains guérisseurs et féticheurs traditionnels. Au moment de l'analyse de ces données, nous entendons à la radio l'Association des jeunes marabouts Mbacké-Mbacké dire vouloir chasser de la ville de Mbacké les impuretés — les guérisseurs traditionnels animistes et fétichistes — comme le fit le fondateur du mouridisme.

[218] Cette anecdote nous est rapportée par un informateur. Un jour, un contemporain du prophète Mahomet, s'adressant à lui, dit : « Ô messager d'Allah ! Nous avons une incantation contre le scorpion et tu as interdit cela. Puis, ils ont lu cette incantation devant lui. » Le Prophète lui répondit : « Quiconque parmi vous peut faire profiter son frère, qu'il le fasse, mais la magie, les coquilles sont interdites. »

[219] Il faut rappeler avec Émile DURKHEIM : « Les choses sacrées, ce sont celles dont la société elle-même a élaboré la représentation ; il y entre toute sorte d'états collectifs, de traditions et d'émotions communes, de sentiments qui se rapportent à des objets d'intérêt général, etc., et tous ces éléments sont combinés d'après des lois propres de la mentalité sociale » : *L'Année sociologique*, II, 1897-1898, pp. 25-26.

croyance s'appuie sur le verset du Coran qui suit : « Nous faisons descendre du Coran, ce qui est une guérison et une miséricorde pour les croyants (...) » (« *Al-Isra* », « Le voyage nocturne » : verset 82).

L'ancrage de cette croyance islamique fait que certaines personnes affirment : « quand le malade lit le Coran en étant confiant et en ayant la foi, il sera guéri par Allah », « le prophète Mahomet (PSL) se protégeait avec le Saint Coran pour qu'aucun mal ne le touche et pour qu'Allah le garde de toute calamité ». Ces discours traduisent fort bien le fait que *le Coran est perçu comme une médecine* ou encore comme ayant des pouvoirs thérapeutiques. Dans les croyances et représentations islamiques, plusieurs sourates soignent des maladies ou protègent contre des malheurs.

Tableau 6 : Quelques indications thérapeutiques du Coran selon notre recherche

Sourates, versets et aliments cités dans le Coran	**Indications**
Al-baqarah (sourate 2). *Al-kursiy* (sourate 2, verset 255). *Al-ihlas* (sourate 112). *Al-falaq*et*an-nas*(sourate 113 et 114).	Prévention contre les maladies psychiques causées par les *jinne* et les *seytanne*.
Fatiha plus *Al-ihlas* (sourate 112 plus sourate 1).	Contre le stress et l'angoisse.
Fatiha plus *Al-ihlas* (sourate 112 plus sourate 1).	Pour la guérison de toute maladie.
Avec la main droite, tu tiens la tête du malade et tu lis : « *C'est un allègement de la part de votre Seigneur et une*	Pour le mal de tête et la migraine.

miséricorde » (*Al baqarah*, verset : 178).	
Tenir la tête avec la main droite et tu appuies avec le pouce sur les tempes et tu lis la *fatiha* sept fois (sourate 1).	Pour le mal de tête.
Lire sur l'un des pouces des deux mains sept fois le verset suivant : « *Nous ôtons ton voile ; ta vue est perçante aujourd'hui* » (*Qaf*, sourate 50, verset 22).	Pour les maux d'yeux et la bonne vue.
Al-falaq et An-nas (sourates 113 et 114), avec de l'eau et du sel à mettre sur la morsure.	Contre la morsure du scorpion et celle de la vipère.
Les olives.	- Contre la constipation, l'empoisonnement et les plaies. - Pour la fortification des cheveux.
Al Kursiy et *fatiha* (verset 255 de la sourate 2 et sourate 1) ou *Yassin* et les dattes (sourate 36 plus des dattes).	Pour les maladies du cœur, de la poitrine et de l'estomac.
Réciter le verset « À cause du pacte des Coraich, de leur pacte (concernant) les voyages d'hivers et d'été » : sept fois dans un récipient dans lequel, le malade boit l'eau durant une semaine (sourate 106, versets 1 et 2).	Contre le poison.

Source : Données de recherche.

Nous remarquons une importance de la fréquence de l'évocation des indications thérapeutiques issues du Coran qui subjuguent progressivement certaines pratiques de la MTA dans la ville de Mbacké. En effet, pour une bonne partie de la population, c'est Allah qui guérit. En témoignent les extraits de discours suivants : « Nul ne peut écarter un mal en dehors d'Allah » et « Seul Allah guérit et accorde la santé ». Aussi importe-t-il de souligner que nombres d'enquêtés pensent que les *xassida* de Cheikh Ahmadou Bamba ont des vertus thérapeutiques. Dans leurs systèmes de pensée, le *khassaïd Matlaboul Chiffa'i* (la recherche du remède) soignerait toutes les sortes de maladie, même la folie, s'il est récité matin et soir.

Pour conclure cette partie, il faut dire que dans la ville de Mbacké, deux conceptions de la médecine traditionnelle s'opposent de manière générale. Pour une partie de la population, les pratiques telles que l'utilisation de substances d'origine animale, de rites sacrificiels, de techniques de divination traditionnelles, d'incantations, de fétiches, etc., sont perçues comme préislamiques, païennes et proscrites par l'islam. En lieu et place de ces pratiques thérapeutiques, plusieurs personnes préfèrent la médecine dite islamique qui s'appuie, à Mbacké, sur le Coran, la tradition prophétique et les *khassaïd* de Cheikh Ahmadou Bamba.

À l'inverse, pour une autre partie de la population, la médecine traditionnelle fait partie de leur identité culturelle, de leur tradition. Une telle conception fait qu'on remarque un recours important à la thérapie négro-africaine nonobstant les proscriptions islamiques. Cette fidélité, voire cet attachement aux pratiques de la médecine traditionnelle s'explique, à bien des égards, par l'adaptation historique des marabouts au contexte local et par la résistance culturelle prônée par Cheikh Ahmadou Bamba face à l'occidentalisation et à l'arabisation. Cette résistance culturelle se poursuit encore dans le quotidien des mourides. Elle caractérise le paysage socioculturel de cette ville.

Si, comme nous venons de le voir, la coexistence entre les conceptions traditionnelles et celles islamiques dans la ville de Mbacké engendre un conflit de représentations sur la médecine traditionnelle, qu'en est-il de la cohabitation entre *médecine traditionnelle* et *médecine moderne* dans ladite ville ?

III.2.2. Conflits de représentations entre médecine traditionnelle et médecine moderne

Le *système de santé* peut être conçu comme des ensembles de *traditions médicales* qui sont utilisées par les individus d'une société pour se maintenir en bonne santé. Dans la ville de Mbacké, le *système de santé* est composé de trois médecines : la *médecine traditionnelle*, la *médecine moderne* et la *médecine islamique*. Ces différentes médecines sont des ensembles de pratiques et de croyances centrées sur *l'étiologie*, la *symptomatologie* et le *traitement* issus de contextes historiques et socioculturels particuliers. Elles cohabitent depuis l'apparition de l'islam et la conquête coloniale au Sénégal. La cohabitation de ces traditions médicales à Mbacké fait que les habitants se représentent la *médecine traditionnelle* en l'opposant ou en la comparant soit avec la *médecine islamique*, soit avec la *médecine moderne*. C'est dans ce cadre que nous relevons dans leurs discours *des conflits de représentations* entre *médecine traditionnelle* et *médecine moderne*. Dans les pages qui suivent, nous allons cerner et expliquer les déterminants de ces conflits de représentations.[220]

---

[220] Mouhamedoune Abdoulaye FALL a aussi essayé de comprendre les conflits de représentations dans l'économie populaire dans sa thèse

III.2.2.1. Les caractéristiques des structures de la médecine moderne et de la médecine traditionnelle comme déterminants des conflits de représentations

Les habitants de la ville de Mbacké ont l'habitude de fréquenter les structures de la *médecine moderne* (conventionnelle) et celles de la *médecine traditionnelle.* Les représentations qu'ils se font des deux types de médecine s'expliquent, à certains égards, par les caractéristiques des structures de ces dernières. Nous relevons dans leurs récits et témoignages *une perception généralement négative* de la *médecine moderne.* Les structures de cette dernière (hôpital, centre de santé, poste de santé, pharmacie, etc.) sont perçues, de manière générale, comme chères, étroites, exiguës et stressantes. Dans le même sens, nos enquêtés conçoivent, globalement, cette médecine comme une thérapie compliquée (langage technique) avec un personnel jugé généralement incompétent. Les extraits de témoignages suivants illustrent ces perceptions négatives de la médecine moderne :

1. « La pharmacie communautaire n'a que des seringues. Les médicaments chers n'y sont pas disponibles. Parfois, les médecins te prescrivent des médicaments qui sont tous les mêmes. Ils ne sont pas professionnels. Certains agents de santé commencent par le balayage des structures sanitaires, ensuite, ils nettoient les plaies et, enfin, ils soignent dans les bureaux. Ils n'ont pas appris la médecine. »

2. « Mon enfant était malade ; il avait le goitre. Il a fait des analyses et subi une opération. Il a consulté le médecin à maintes reprises et, pendant tout ce temps, le médecin était incapable de détecter l'autre maladie de l'enfant. Après l'opération, tout juste,

---

intitulée *Économie populaire et modernisation endogène. Les conflits de représentations dans la promotion de l'entrepreneuriat à Saint-Louis*, 2009-2010, p. 37.

l'enfant est mort de l'asthme, me dit-on. Le médecin a voulu emmener l'enfant à la morgue et me faire signer un certificat de décès pour me faire payer (l'argent). J'ai refusé, parce que durant tout ce temps, il n'était pas capable de détecter l'autre maladie de l'enfant. Nous avons eu une altercation. Il a fallu l'intervention d'un autre médecin pour qu'il me laisse partir avec le corps de mon enfant. Ils ne savent rien. »

Ces deux extraits de discours, corroborés par ceux de plusieurs autres enquêtés, sont une illustration assez édifiante des *représentations négatives* que certains habitants ont de la *médecine moderne*. Ces représentations s'expliquent, pour une bonne part, par la crise de la modernisation du système de santé.

Par contre, la médecine traditionnelle est perçue, dans une large mesure, comme peu coûteuse, efficace, accessible et simple à comprendre (langage de la tradition). Les guérisseurs traditionnels sont perçus comme *courtois* et *sociables*[221]. De telles appréciations nous permettent de comprendre le recours important à la médecine traditionnelle. Cette forte utilisation de la médecine traditionnelle au Sénégal s'explique aussi par le fait que cette dernière réaliserait des guérisons souvent qualifiées de « miraculeuses ».

Certes, de manière générale, certains enquêtés reconnaissent l'efficacité de la médecine traditionnelle, mais il faut mentionner que plusieurs informateurs émettent des réserves par rapport à cette dernière. C'est dans ce cadre qu'on nous dit : « Certains guérisseurs traditionnels n'ont

---

[221] C'est à ce titre que Simone KALIS soulignait, à juste titre, que « l'intervention des thérapeutes se situe sur deux versants :

- le versant psychologique : l'action thérapeutique n'est pas seulement une technique et une utilisation de recettes, mais aussi une communication verbale et corporelle entre le guérisseur et patient (...).
- le versant transcendantal : la cure est encore un rite qui réactualise le mythe des origines et la conception de l'univers », *op. cit.*, p. 19.

pas une connaissance pointue des plantes médicinales et des hommes. Ils ne maîtrisent pas la posologie qui obéit à des règles particulières. Ils ne connaissent pas les réalités telles que les microbes et les virus », « la médecine traditionnelle est inefficace dans le traitement de certaines maladies comme le paludisme, le sida. », etc. Il ressort de ces récits que même si la médecine traditionnelle fait l'objet d'un recours important, son efficacité est contestée, de plus en plus, par ceux qui ont fréquenté l'école française. Cette dernière soustrait progressivement les jeunes à l'influence des croyances collectives et de la tradition.

Les informations qui viennent d'être exposées révèlent que les conflits de représentations entre *médecine moderne* et *médecine traditionnelle* s'expliquent par les caractéristiques de ces dernières. En ce sens, il faut souligner que *la crise de la modernisation de la médecine moderne* a entraîné une image peu reluisante de cette médecine à Mbacké. En revanche, la médecine traditionnelle est perçue, de manière générale, comme peu coûteuse, efficace, accessible et simple à comprendre. Cependant, il faut dire que les *conflits de représentations* sur ces deux médecines ne s'expliquent pas uniquement par les caractéristiques de ces dernières ; ils résultent aussi des différences culturelles.

III.2.2.2. « Fajum nit ku ñul » et « fajum kër doctor, fajum nassaran »222, médecine d'ici et médecine d'ailleurs : l'altérité comme source des divergences de représentations

Dans le discours de nos informateurs sur la *médecine traditionnelle* et la médecine *moderne,* nous relevons fréquemment les dichotomies suivantes :

- « *fajum nit kuñul* »/« *fajum kër doctor, fajum nassaran* », que nous pouvons traduire respectivement par « médecine de l'homme noir »/« médecine du docteur, médecine du Blanc » ;
- « *garabu nit kuñul* »/« *garabu nassaran* », c'est-à-dire « médicament de l'homme noir »/« médicament du Blanc » ;
- « *garabu wolof* »/« *garabu toubab* », qui renvoient à « médicament du Wolof »/« médicament du Blanc ».

De telles dichotomies, voire oppositions, révèlent les différences de représentations que les habitants de la ville de Mbacké ont de la médecine traditionnelle et de la médecine moderne. À y regarder de plus près, la médecine moderne est perçue par rapport à son *origine*, comme en attestent les expressions : *médecine du Blanc*, *médicament du Blanc* et *médicament du docteur*. L'utilisation des épithètes — *blanc* et *docteur* — montre que cette médecine est, de nos jours encore, conçue comme une réalité *étrangère.* Les Wolofs la conçoivent comme une « médecine autre », une « médecine d'ailleurs ». En effet, ses structures hospitalières et pratiques ne semblent pas tenir compte de l'environnement culturel des populations. En ce sens, cette médecine est réductrice. C'est ce qui

[222] Nous pouvons traduire ces deux expressions wolofs par « la médecine de l'homme noir » et « la médecine du Blanc, médecine du docteur ».

explique que nos enquêtés la perçoivent comme une thérapie qui *traite* ou qui *calme*[223] les maladies qui ont des causes naturelles. En revanche, la médecine traditionnelle est, de manière générale, conçue comme un élément de la culture (*cosaan*). Elle est vue comme une *médecine plus globale* parce qu'elle s'occupe à la fois des maladies qui ont des causes naturelles et de celles qui ont des causes surnaturelles telles que les *dëmm, rab, jinne, seytaane, liggéey*, *bët*, *làmmiñ, cat,* etc.

L'origine culturelle de la médecine moderne, son approche thérapeutique, la particularité de sa conception de la maladie et son histoire dans le contexte africain (ses échecs) expliquent le fait qu'elle est représentée comme une « médecine d'ailleurs ». Ces facteurs alimentent les représentations divergentes, voire contradictoires, entre médecine traditionnelle et médecine moderne dans la ville de Mbacké. Pour s'en convaincre, nous allons cerner succinctement la conception de la maladie dans la médecine moderne, sa reconduction sans critique en Afrique et les critiques à l'égard de cette médecine, toutes choses qui expliquent les représentations contradictoires entre médecine moderne et médecine traditionnelle en Afrique de manière générale, au Sénégal en particulier.

III.2.2.3. Différence de conceptions de la maladie entre la médecine moderne et celle traditionnelle

De prime abord, il faut rappeler que la médecine moderne avait pendant longtemps une vision du monde et de l'homme semblable à celle des sociétés africaines : un monde où l'homme n'était pas dissociable du cosmos.

[223] D'aucuns pensent que la médecine moderne ne soigne pas mais calme, c'est-à-dire diminue la douleur.

Toutefois, cette médecine a connu une révolution grâce aux découvertes de Louis Pasteur vers la fin du XIXe siècle. Pasteur a appréhendé la maladie comme la conséquence de l'action spécifique d'un « germe ». Ce faisant, il a relégué « au second plan les étiologies sociales »[224], souligne Janine Pierret, ce qui a installé une conception scientifique de la maladie. C'est en ce sens que Robert H. Bannerman, John Burton et Wen-Chieh Ch'en rappellent que : « Jusqu'au 19e siècle, la médecine consistait exclusivement en ce que nous considérons aujourd'hui comme la médecine traditionnelle. C'est à ce moment-là, après le grand bouleversement philosophique de la Renaissance que le matérialisme scientifique cartésien a été introduit dans toutes les activités humaines et en particulier dans la théorie et la pratique des soins de santé. La nouvelle conception consistait à soumettre toutes les hypothèses à une vérification empirique et statistique, l'avenir étant envisagé du point de vue de la recherche et de l'organisation. Nécessairement, cette façon de penser a introduit le doute là où régnait la foi ; la pensée et la logique étaient mises en valeur aux dépens de l'affectif et de l'intuitif. »[225]

Avec l'avènement du cartésianisme, la médecine moderne se base sur des méthodes expérimentales pour la détection de la maladie (connaissance de l'anatomie, observation des symptômes, etc.). Elle se préoccupe de trouver la source de la maladie dans le corps humain. C'est dans cette perspective que les médecins subissent une formation qui leur permet d'avoir une approche de la maladie qui s'appuie sur : la rationalité scientifique, l'évaluation objective et numérique, les données physiques

---

[224] Janine PIERRET, « Les significations sociales de la santé : Paris, l'Essone, l'Hérault », in Marc AUGÉ et Claudine HERZLICH, *op. cit.*, p. 220.

[225] Robert H. BANNERMAN, John BURTON, Wen-Chieh CH'EN, *op. cit.*, p. 9.

et chimiques, une partie du corps et un organe, etc.[226] Ainsi, la maladie est décrite en termes cliniques universellement et objectivement reconnaissables. Une telle conception de la maladie semble être réductrice et atomisante. Selon Ali Ait Abdelmalek et Jean-Louis Gérard : « On aperçoit le risque de réduction qui peut résulter d'une telle démarche particulièrement à l'heure où l'on redoute le risque d'une médicalisation des formations paramédicales. Cette réduction du sens des signes de la maladie à un système de référence exclusif apparaît dès les origines de la médecine. Le discours médical est un discours sur la maladie et non sur l'homme. On en parvient à l'équation suivante définissant l'homme saint comme "malade moins maladie". »[227].

Pour mettre en œuvre cette approche de la maladie, les pays occidentaux ont conçu des infrastructures particulières. Ces dernières ont été implantées en Afrique sans réflexion critique, ce qui n'est pas sans conséquences. Cependant, l'humanité se doit d'être redevable à cette médecine dont l'importance dans l'éradication de plusieurs maladies n'est plus à démontrer. Un grand nombre de maladies, jadis mortelles, sont devenues traitables. Mais il faut aussi reconnaître que si sa philosophie et ses méthodes de traitement ont été vulgarisées, ce n'est pas toujours le cas des moyens techniques. De même, elle ne prend pas en compte la dimension socioculturelle de la maladie. Comme nous l'avons déjà mentionné, les problèmes de santé ne sont pas uniquement médicaux ; ils sont aussi culturels. Les

---

[226] Cecil G. HELMAN, *Culture, Health and Illness. An Introduction for Health Professionals*, London, Wright, (1990), 2007, p. 79.

[227] Ali Ait ABDELMALEK et Jean-Louis GÉRARD, *Sciences humaines et soins, manuel à l'usage des professionnels de santé*, 2e édition, Paris, 2001, p. 14.

recherches de Georges Canguilhem[228], de Luc Boltanski[229], Jean Benoist[230], etc., l'ont rappelé. Ils déplorent aussi le fait qu'elle contribue à l'extinction de la médecine traditionnelle africaine.

Dans la médecine traditionnelle africaine, on note une autre conception de *l'homme* et de la *maladie* (voir *La conception de l'homme et de la maladie*, I.2.1). Du fait de la conception globale et systémique de l'homme en Afrique, la maladie est attribuée non seulement à des causes physiques et matérielles, mais aussi à des génies, des esprits, etc. L'attribution de la maladie aux actions mystico-spirituelles et aux rapports de l'homme avec son environnement fait que la médecine traditionnelle prend en compte *l'âme* et le *corps*. Ce faisant, « elle ne réduit pas la vie au corps ; elle est une cosmologisation de l'individu vivant »[231].

---

228 Cf. Georges CANGUILHEM, *La connaissance de la vie*, Paris, Varin, 1985, pp. 153-160.

229 Cf. Luc BOLTANSKI, *Prime éducation et morale de classe*, Paris-La Haye, Mouton, 1969, pp. 57-63.

230 Jean BENOIST, « Sur la contribution des sciences humaines à l'explication médicale », in *Anthropologie et société*, vol. 5, n° 2 1981, Numéro intitulé : *La dynamique bio-sociale*, Québec département d'anthropologie, université Laval, pp. 5-15.

231 Mvone NDONG, *op. cit.*, p. 59. Jean-Jacques WUNEMBURGER précise à ce propos que : « Cette cosmologisation n'est pas encore naturalisation au sens de réduction à la constitution matérielle de la nature englobante. Car le propre des cosmologies prémodernes est d'invoquer toujours : 1) un principe hégémonique immanent aux êtres du monde qu'on peut nommer dieu, esprit, sagesse absolue et universelle, de nos jours "design" qui est cause et fin de toute chose ; 2) une instance intermédiaire entre le plan divin immatériel et invisible et la plan humain matériel et visible que l'on nomme "âme du monde" (en grecque pneuma, psyché, en latin animus), souffle force d'animation des corps matériels sensibles. Cette tripartition (esprit, âme et corps) permet donc de relier la vie psychique des corps de notre expérience immatérielle à un intermonde psychophysique dont font partie les astres par exemple », in

Les différences, voire les oppositions de conceptions entre *médecine traditionnelle* et *médecine moderne* font dire à Cheikh Ibrahima Niang que cette dernière « semble avoir été en opposition radicale avec l'un des paradigmes les plus fondamentaux de la médecine traditionnelle africaine : l'établissement de relations causales entre d'une part la maladie, le trouble ou la douleur vécus par l'individu et, d'autre part, les dysfonctionnements des relations harmoniques entre les membres du groupe (famille, lignage et communauté) ou la perturbation des relations entre groupes ou avec les éléments naturels, cosmiques ou surnaturels »[232].Un tel constat explique, dans une large mesure, les rapports que les populations africaines ont avec la médecine moderne qui a été reconduite sans critique dans le contexte africain.[233] De même, elle devrait susciter des réflexions sur la formation des médecins, des infirmiers, etc.

C'est en ce sens qu'elle est parfois critiquée de nos jours. Les critiques concernent, entre autres, sa façon de concevoir la médecine, ses méthodes de travail, sa tendance à l'excès de spécialisation et la non-appréhension de l'être humain dans sa totalité. On peut dénoncer l'attention portée plus sur la maladie que sur le malade. Aussi est-elle de plus en plus orientée vers la technique, si bien qu'elle considère l'homme comme un objet technique, ce qui finit presque par le déshumaniser. Elle omet de percevoir l'être humain comme un être à la fois physique et métaphysique. Son

---

Imaginaires et rationalités des médecines alternatives, Paris, Les Belles Lettres, 2006, pp. 25-26, cité par Mvone NDONG, *op. cit.*, p. 59.

[232] Cheikh Ibrahima NIANG, *Santé, société et politique en Afrique*, CODESRIA, 2008, p .19.

[233] En effet, rares sont les recherches qui ont eu comme objet l'analyse des relations entre la reconduction sans critiques de la médecine coloniale dans le système de santé africain et les problèmes sanitaires actuels dans ce continent.

enfermement dans des cadres de référence physique et matérielle conduit fréquemment à des résultats de santé inscrits dans le domaine du provisoire et jamais du définitif comme le pense Mvone Ndong : « Les explications matérialistes de la maladie sont insuffisantes, il est nécessaire de trouver la cause efficiente de chaque souffrance humaine. »[234] De même, son surplus de technicité et sa croyance en la superpuissance de la science la conduit à développer une tendance à « l'hospitalocentrisme »[235], c'est-à-dire la croyance en la toute-puissance des hôpitaux et des médicaments, ce qui aboutit à la *médicalisation.* Fort de ces constats, M. Ndong affirme : « la médecine exclusivement scientifique est incompatible avec l'image négro-africaine du monde dans la mesure où l'Africain ne sépare pas le rationnel de l'irrationnel, la science de la croyance »[236].

Nous pouvons dire que les conflits de *représentations entre médecine traditionnelle* et *médecine moderne*, ou encore les représentations contradictoires ou divergentes entre ces deux médecines s'expliquent par des éléments culturels et historiques parmi lesquels : l'origine des médecines, leurs *différences* de conception par rapport à la *maladie* et à *l'homme*, le manque d'adaptation de la médecine moderne aux réalités traditionnelles, sa reconduction sans critique en Afrique, la résistance culturelle de certaines sociétés africaines, etc. La combinaison de ces éléments fait que la médecine moderne est perçue comme une réalité *étrangère*.

À présent, nous allons montrer le processus de transformation et d'adaptation de la médecine

---

[234] Simone Pierre M. Mvone Ndong, *op. cit.* p. 124.

[235] *Idem*, p. 83. Cette tendance voudrait que l'on soit né dans un hôpital, on doit également y mourir et le fait que certains problèmes sociaux se retrouvent être pris en charge par le médecin.

[236] Simone Pierre M. NDONG, *op. cit.*, p. 114.

traditionnelle. Ce faisant, nous allons à l'encontre de plusieurs études qui donnent une image statique et archaïque de cette médecine.

III.3. Processus de transformation ou d'adaptation de la médecine traditionnelle : les influences de la dynamique interculturelle

> *« La médecine traditionnelle est prise elle aussi dans ce changement, mouvement qui ne la conduit pas à disparaître face aux normes modernes de la médecine, mais à inventer des formes modernisées de la tradition. »*[237]
>
> *« La modernité, c'est le bougé, la déconstruction et la reconstruction, l'effacement et l'apport neuf, le désordre de la création et l'ordre des choses encore en place. »*[238]

Dans plusieurs études, des chercheurs continuent d'entretenir une vision exotique et archaïque de la médecine traditionnelle africaine. Nous pensons qu'à bien des égards, cette appréciation n'est plus d'actualité dans la plupart des sociétés africaines. En effet, cette médecine se transforme et s'adapte à la *modernité africaine,* à la *modernité endogène*[239]. C'est du moins ce que montre notre observation des pratiques thérapeutiques et notre écoute des discours des guérisseurs traditionnels. Dans cette partie,

---

[237] Jean BENOIST, *Anthropologie médicale en société créole*, *op. cit.*, p. 52.

[238] Georges BALANDIER, *Le détour. Pouvoir et modernité*, Paris, Fayard, 1985, p. 14.

[239] Cette dernière « veut contester l'universalité postulée de la modernité occidentale » selon notre laboratoire ERMURS et RASS (*Revue africaine de science sociale*) : appel à candidatures, août 2013.

nous allons cerner quelques *transformations* qui interviennent dans la médecine traditionnelle. D'abord, nous allons montrer le *bricolage étiologique* chez les guérisseurs. Ensuite, nous allons saisir les pratiques thérapeutiques qui rompent progressivement avec la médecine traditionnelle africaine. Nous terminerons par cerner des bricolages techniques et organisationnels apportés à la médecine traditionnelle. Avant cela, il convient de rappeler que la MTA est intimement liée à des symboles, des représentations, des croyances fugaces aux contenus et aux formes si subtils que les transformations peuvent en être discrètes et en tout cas difficilement perceptibles.

III.3.1. Pratiques et conceptions thérapeutiques dans la MTA : bricolage et ruptures progressives

III.3.1.1. Bricolage étiologique chez les guérisseurs traditionnels

Certains guérisseurs traditionnels n'ont plus une lecture étiologique purement traditionnelle. En effet, pour expliquer les causes de la maladie, ils font référence à trois traditions médicales à la fois, notamment aux interprétations traditionnelles de la maladie (*dëmm, rab, liggéey, ngelaw, sedd, etc.*), aux conceptions islamiques (*jinne, seytaane et Allah*) et aux interprétations biomédicales (diabète, microbe, tension, estomac, sucre, etc.).

Cependant, même si certains guérisseurs emploient des termes comme *microbe, diabète, tension, estomac, jinne, seytaane,* etc., pour expliquer la maladie, il faut dire qu'ils n'ont, de manière générale, qu'une connaissance élémentaire de ces derniers. C'est la combinaison de différentes bribes ou de résidus de systèmes d'interprétation (traditionnelle, islamique et occidentale) dans l'explication de la maladie qui révèle le *bricolage étiologique* des guérisseurs. Ils s'adaptent à l'évolution du contexte socioculturel.

Le fait que certains guérisseurs traditionnels utilisent des conceptions occidentales et islamiques dans l'explication de la maladie dénote une rupture progressive avec les systèmes d'interprétation traditionnels de la maladie. Il existe donc une mutation du discours des guérisseurs. À ce propos, Éric de Rosny souligne : « on peut d'autant moins leur reprocher cette mutation qu'ils perdraient probablement leur pouvoir de guérir s'ils n'évoluaient pas avec leur temps »[240].

III.3.1.2. Des pratiques thérapeutiques en rupture progressive

Contrairement à une image véhiculée par certaines études anthropologiques et sociologiques, les pratiques de la médecine traditionnelle ne sont pas statiques. Elles se transforment et s'adaptent à leurs contextes. Elles sont marquées par la « mutation anthropologique des temps modernes », pour reprendre l'expression d'Éric de Rosny. Nous allons montrer que certaines pratiques thérapeutiques traditionnelles sont affectées dans leur nature intrinsèque. Elles rompent progressivement avec l'exercice classique de la médecine traditionnelle. C'est en ce sens qu'on note un affaiblissement et un délitement progressifs des piliers de cette médecine.

La *première rupture progressive* que nous avons constatée dans la médecine traditionnelle concerne les

---

[240] Éric de ROSNY, « Les nouveaux guérisseurs africains », in *Revue Études*, n° 36/6, 1984, p. 665.

techniques de divination traditionnelles. Rares sont les guérisseurs qui utilisent encore uniquement les procédures divinatoires traditionnelles (*tani*, miroir, eau, chapelet, etc.). Certains guérisseurs pratiquent à la fois les méthodes de divination traditionnelles et celles islamiques, notamment le *listikhar* (voir III.2.1.2). D'autres inventent, voire créent, de nouvelles techniques de divination (écouter la voix à travers la radio). C'est dire que les techniques de divination utilisées par les guérisseurs rompent progressivement avec celles de la médecine traditionnelle classique. Cela s'explique par la prépondérance l'islam et de la confrérie mouride.

La *deuxième rupture progressive* constatée est relative à l'apprentissage de la médecine traditionnelle. En effet, si classiquement la médecine traditionnelle se transmettait par l'entremise de *l'héritage*, de la *maladie initiatique*, du *rêve*, de *l'apprentissage*, du *don d'un animal*, de la *rencontre d'un esprit*, etc., de nos jours au Sénégal, les guérisseurs disent avoir acquis leurs savoirs par un *apprentissage long lors de voyage dans la sous-région, par héritage, par révélation d'un marabout, par rencontre avec un animal (vautour)*. C'est ce que révèle l'histoire ci-après.

Au début d'un après-midi, une personne marchait aux alentours du village Médina Yéreufoula avec un fusil à l'épaule. Il aperçut un vautour descendre au pied d'un baobab où s'était cassé son œuf tombé. Le vautour fit des paroles incantatoires jusqu'à ce que l'œuf reprenne sa forme initiale. La personne pointa son fusil sur le vautour en vue de le tuer et le vautour lui dit : « Laisse-moi en vie et je te dis ce que j'ai récité pour redonner à l'œuf sa forme initiale. » La personne accepta. C'est ainsi qu'il devint un soigneur d'os brisés, un thérapeute réputé pour toute cassure d'os (chiropracteur). À l'exception de cette histoire, les modes d'acquisition de la médecine traditionnelle sont l'*apprentissage long lors de voyage dans la sous-région, par héritage* et *par révélation d'un marabout*. Ce qui constitue, à notre sens, une rupture progressive par rapport à la manière dont s'acquéraient les pratiques et les connaissances thérapeutiques.

La *troisième rupture progressive* observée et observable concerne la récolte et la cueillette des plantes et des feuilles utilisées dans la médecine traditionnelle. En effet, rares sont les thérapeutes qui cueillent et récoltent eux-mêmes les plantes, feuilles, écorces, aubier des troncs, racines, bourgeons avec lesquels ils travaillent. Ces derniers sont souvent achetés au marché ou à des tiers. Cela constitue une mutation progressive de la manière traditionnelle de procéder en médecine africaine. En effet, traditionnellement, la cueillette des feuilles, écorces, racines, fruits, etc., se faisait, dans une large mesure, par les guérisseurs eux-mêmes. De même, cette cueillette s'accompagnait de paroles rituelles, sacramentelles, voire d'une véritable mobilisation sacerdotale. De telles pratiques s'expliquent par le fait que dans la tradition africaine, on estime qu'au sein du *cosmos* tout a une *âme* et tout est doué de *puissance vitale*, d'*énergie* et de *sens*, comme le soulignent des auteurs comme Barthélemy Adoukonou[241], Issiaka-Prosper Lalèyê[242], Henry Gravrand[243], etc. (voir I.2.1.2.3). Les plantes médicinales n'échappent pas à cette règle. La reconnaissance de la présence d'énergie dans les plantes médicinales faisait que les guérisseurs prononçaient des prières pour préserver leurs principes vitaux et actifs. Ils saluaient les plantes avant toute amputation. Ils exposaient aux plantes les motivations de leurs démarches

---

[241] Barthélemy ADOUKONOU, *op. cit.*, p. 667.

[242] Issiaka-Prosper LALÈYÊ, « Comprendre la médecine traditionnelle africaine », *op. cit.*, p. 3.

[243] Henry GRAVRAND, « Aux sources de la vie humaine d'après les traditions serer du Sine », *Psychopathologie africaine*, 1965, pp. 286-302.

et demandaient pardon pour le préjudice causé. Certains thérapeutes s'assuraient de l'assentiment des végétaux avant de couper les feuilles, les écorces ou les racines. Le suintement d'un liquide laiteux à la suite du grattage de l'écorce manifesterait pour certains thérapeutes sa coopération et son agrément dans la thérapie.

De tels *modi operandi* ne sont plus respectées, de manière générale, par les guérisseurs traditionnels. Rares sont ceux qui vont dans les forêts pour y cueillir des feuilles, des racines, des écorces, etc. C'est la raison pour laquelle nous entendons souvent dire que : « De nos jours, la plupart des plantes médicinales ne sont pas efficaces parce qu'il y a des prières à faire au moment de la collecte. Les guérisseurs ne connaissent plus les heures de cueillette des feuilles, des racines et des écorces. De même, ils ne respectent plus les temps forts de la cueillette qui sont : le milieu de la nuit, l'aube, le moment zénithal et le coucher du soleil. »

La *quatrième rupture* progressive importante dans l'exercice de la médecine traditionnelle est relative au mode de rétribution. Par rapport à cette dernière, deux catégories de guérisseurs se distinguent globalement : ceux qui fixent clairement le *prix* de la consultation et des médicaments et ceux qui ne le fixent pas. L'existence de guérisseurs qui fixent et, parfois, marchandent le *prix* de la thérapie montre que la médecine traditionnelle est en train de se transformer. En effet, traditionnellement, le système de rétribution des guérisseurs mettait l'accent sur un mode qui valorise plus l'*être* (reconnaissance, respect, etc.) que l'*avoir* et l'*argent*, nous dit Michel Fontaine[244].

Si le prix de la thérapie n'est pas fixé explicitement par le guérisseur, il est établi implicitement par la société. En ce sens, ne pas donner d'argent au guérisseur est souvent

---

[244] Michel FONTAINE, *op. cit.*, p. 133.

perçu comme un risque de perdre le bénéfice des soins. En outre, *dans le cas où le prix de la thérapie est fixé*, généralement le patient ne doit pas discuter, parce que c'est un *rawaan*, un esprit ancestral, un *jinne* qui a fixé le prix, disent certains guérisseurs. C'est dire qu'il y a une véritable *rétribution* de la pratique thérapeutique. Il y a même un enjeu financier autour de la maladie entre certains *marabouts* et *guérisseurs traditionnels.* Pour illustrer notre propos, nous allons exposer deux exemples.

Madani Diallo, thérapeute traditionnel guinéen, est venu à Mbacké rendre visite à ses parents qui voulaient ses bénédictions. Il y exerça petit à petit des activités thérapeutiques et magiques. Finalement, il s'y est installé. Dans sa thérapie, il fixe des prix variables suivant le motif de la consultation (5000, 10 000 FCFA, etc.). Au bout de quelques années, il est devenu « riche ». Parallèlement à ces activités thérapeutiques, il aide ceux qui sont sans travail et ceux qui cherchent le bonheur. Il donne aussi des protections contre des rivaux et des ennemis. Il déclare être consulté par les politiciens, des fonctionnaires, des femmes d'émigrées en Europe, etc.

Serigne Amar, marabout mouride d'environs soixante-dix ans, vit de ses activités thérapeutiques. Ces dernières constituent des ressources importantes. Il nous aurait été difficile, voire impossible, de le deviner riche sur la seule apparence de sa demeure ou de son vêtement. Assis sur un vieux fauteuil dans une chambre sans autre décoration que deux nattes, deux portraits (un de Cheikh Ahmadou Bamba et un de son grand-père) et enveloppé dans un grand boubou de percale blanche, il manifestait la modestie, la simplicité. N'eût été le respect dont l'entouraient ses disciples et ses patients, rien ne montrait le pouvoir religieux et thérapeutique ni ses biens matériels. La règle de la discrétion est de rigueur. Toutefois, il demeure possible d'apprécier les signes extérieurs de sa richesse qui semblent se limiter à une grande maison d'un étage peint en blanc avec plusieurs chambres, un salon de consultation, deux cases d'attente pour les patients, des moutons, deux femmes, plusieurs enfants et les revenus des consultations journalières qui sont abondants.

Ces deux exemples révèlent qu'il existe de véritables enjeux financiers autour de la maladie et du malheur. Les guérisseurs traditionnels de même que certains marabouts demandent une rétribution dans l'exercice de leur thérapie. Cela est une rupture par rapport à la pratique classique[245] de la médecine traditionnelle africaine. L'activité de soin est devenue une activité lucrative.

En définitive, nous constatons un processus d'affaiblissement des piliers de la médecine traditionnelle[246] au Sénégal comme l'illustrent les éléments suivants : d'une part, le *bricolage étiologique* constaté, de plus en plus, chez certains guérisseurs et, d'autre part, les ruptures progressives observées par rapport aux techniques de divination traditionnelles, à l'apprentissage de la médecine traditionnelle, aux modes de rétribution, à la récolte et à la cueillette des plantes et des feuilles. Les guérisseurs utilisent davantage des pratiques et des conceptions qui sont sinon en opposition, du moins en déphasage avec la médecine traditionnelle africaine.

III.3.2. Bricolages techniques et organisationnels sur la médecine traditionnelle

Des bricolages techniques et organisationnels sont à l'œuvre dans la médecine traditionnelle au Sénégal. Ces

---

[245] Ici, *classique* renvoie à *traditionnelle* et à *originelle*.

[246] Babacar DIOP, « Les piliers de la médecine africaine dite "traditionnelle en péril" : de la nécessité de la protection des savoirs thérapeutiques locaux », In *Notes Africaines,* IFAN-UCAD, Numéro 211-212, 2018, pp. 42-45.

derniers sont mis en œuvre par des guérisseurs qui utilisent subtilement la dialectique *tradition* et *modernité* pour actualiser et adapter leurs pratiques thérapeutiques à des patients islamisés, arabisés et occidentalisés. Ils traduisent les innovations qu'enregistre la médecine traditionnelle. En effet, selon Jean-Pierre Olivier de Sardan, l'innovation est « toute greffe de techniques, de savoirs ou de modes d'organisation inédits (en général sous forme d'adaptations locales à partir d'emprunts ou d'importations) sur des techniques, savoirs et modes d'organisation en place »[247].

Les guérisseurs traditionnels emploient, de plus en plus, de nouveaux modes de conditionnement, de présentation et de conservation des produits médicinaux. Cela s'explique, à certains égards, par la présence à Mbacké du projet d'ENDA-Santé, « Appui et encadrement des vendeurs de plantes médicinales au Sénégal », qui promeut l'introduction de nouvelles pratiques dans la médecine traditionnelle. Ce projet a fait bénéficier plusieurs guérisseurs et vendeurs de plantes médicinales non seulement de kiosques (cantines), mais aussi de meilleures conditions d'hygiène pour une amélioration de leurs activités.

Pour mieux saisir l'ampleur des bricolages techniques et organisationnels à l'œuvre dans la médecine traditionnelle, nous allons évoquer quelques traits caractéristiques des cantines (kiosques) des vendeurs de plantes médicinales et des lieux d'exercice de la médecine traditionnelle. Nous trouvons, dans ces derniers, des médicaments en poudre emballés dans des sachets en matière plastique ou en papier. Les plantes médicinales y sont exposées sur des étalages bien ordonnés. Devant chaque plante, nous notons une étiquette indiquant parfois le mode d'emploi, le prix et le

---

[247] Jean-Pierre OLIVIER de SARDAN, *Anthropologie et développement*, *op. cit.*, p. 78.

nom de la plante écrits en *wolofal*[248]. Ce dernier est « un système d'écriture en caractères arabes qui a pris naissance dans les centres islamiques, grâce à l'alphabet arabe que les marabouts ont su adapter à la phonie de ces langues »[249], selon la linguiste Arame Faal.

L'application de ce système d'écriture arabe à la phonie des plantes médicinales est originale. Elle vise à satisfaire et à capter l'attention de la clientèle mouride qui donne une grande importance à l'écriture arabe. En effet, dans les représentations collectives à Mbacké, on note un respect qui entoure le système d'écriture arabe, souvent confondu avec les versets ou mots du Coran.

En outre, le bricolage concerne aussi les dénominations des lieux de vente des plantes médicinales. Au fronton des kiosques, nous lisons souvent des mentions telles que « *Dieureudieufeu Serigne Fallou* », « *Dieureudieufeu Serigne Touba* », qui veulent dire respectivement « merci à Serigne Fallou[250] », « merci à Serigne Touba[251] ». Dans ce cadre, nous relevons l'existence d'une pharmacie dénommée : « Pharmacie traditionnelle nari Serigne Falilou Mbacké ». On y vend des médicaments pour le traitement de l'hépatite B, de l'impuissance sexuelle, etc. Sur le plan symbolique, les herboristes ont une place similaire à celle des pharmaciens. Ils disposent souvent de cartes de visite portant les mentions suivantes : nom, prénom et numéro de téléphone.

---

[248] Le *wolofal* est la transcription du wolof littéraire en caractères arabes, nous dit Daouda Ndiaye dans sa thèse intitulée : *L'enseignement des langues nationales à l'école primaire, le cas du wolof au Sénégal*, 2008, p. 3.

[249] http://www.osad-sn.com/article2.php. Consulté le 20 octobre 2012.

[250] C'est le fils du fondateur du mouridisme, Cheikh Ahmadou Bamba.

[251] L'expression *Serigne Touba* signifie littéralement le « marabout de Touba ». Elle fait allusion à Cheikh Ahmadou Bamba.

Parmi les innovations introduites dans la médecine traditionnelle, nous notons l'importance des publicités, des émissions radio et des consultations thérapeutiques par téléphone. Les guérisseurs ont investi les médias en faisant de la publicité et en animant des émissions sur diverses maladies telles que les *faru rab, coro rab, ndoxumsiti*, etc. Il existe un engouement populaire pour ces émissions. Lors de ces dernières, un nombre impressionnant de personnes ne cesse de joindre les guérisseurs par téléphone pour demander des remèdes.

En définitive, les *bricolages et innovations techniques et organisationnelles* observés dans la médecine traditionnelle expriment une volonté d'adaptation de cette médecine à la dynamique interculturelle. De même, ils dénotent un souci de fiabilisation et d'optimalisation de la thérapie (hygiène et salubrité) afin de satisfaire des malades de plus en plus urbanisés. C'est sous ce registre que Jean-Pierre Dozon soulignait que la « dialectique subtile entre tradition et modernité que G. Balandier a exprimé sous la formule d'Afrique ambiguë est, en l'occurrence, ce qui anime les médecines traditionnelles et préside à leur évolution »[252]. Cela nous conduit à dire que la vision exotique de la médecine traditionnelle n'est plus d'actualité au Sénégal et, plus précisément, dans la ville de Mbacké. Cette médecine s'actualise sous des formes nouvelles. Les guérisseurs s'adaptent à la *modernité endogène*. Ils transforment, empruntent et intègrent des éléments matériels et symboliques liés à la modernité européenne[253] et arabe.

---

[252] Jean-Pierre DOZON, *op. cit.*, p. 18.
[253] Jean-Pierre OLIVIER de SARDAN, *op. cit.*, p. 65.

CONCLUSION

Un croisement de regards de différentes disciplines des sciences de l'homme et de la société (sociologie, anthropologie et psychologie) nous a permis d'avoir une meilleure intelligibilité et une plus grande accessibilité de la médecine africaine dite traditionnelle (contenus, pratiques, représentations et problématiques actuelles) en Afrique.

En Afrique de manière générale, et au Sénégal en particulier, nous constatons que les institutions étatiques (africaines et sénégalaises) ne reconnaissent pas unanimement juridiquement la médecine africaine dite traditionnelle. Cela s'explique par les réserves que les autorités scientifiques et politiques ont de cette médecine. En effet, cette dernière est encore jaugée à l'aune du développement de la science moderne qui la perçoit comme archaïque, primitive, voire non scientifique. Nous l'avons vu, la médecine moderne est perçue comme une vraie médecine et la médecine traditionnelle comme empreinte parfois de charlatanisme. C'est encore « à partir du regard de l'Occident que la pensée dominante juge et traite tout ce qui se rapporte aux autres composantes de l'humanité. La variété de tons et d'atténuations du propos n'empêche pas cet occidentalo-centrisme de transparaître à travers la plupart de ces études »[254].

---

[254] Issiaka-Prosper LALÈYÊ, « La raison, une invention de l'Occident », in Issiaka-Prosper LALÈYÊ, Henry PANHUYS, Thierry VERHELST, Hassan ZAOUAL (dir.), *Organisations économiques et cultures africaines. De l'homo oeconomicus à l'homo situs*, L'harmattan, 1996, p. 465.

En outre, nous constatons un processus de transformation et d'adaptation de la médecine traditionnelle dans un contexte de *modernité endogène*. Au regard de ce processus de transformation et d'adaptation, la vision exotique de la médecine africaine en cours dans les études est à nuancer. En effet, un double mouvement la caractérise à Mbacké. D'une part, elle perd progressivement certains de ses piliers fondamentaux — en témoignent les *ruptures progressives* que nous avons observées concernant les techniques de divination traditionnelles, l'apprentissage de la médecine traditionnelle, les modes de rétribution, la cueillette des plantes et des feuilles, etc. Ces *ruptures progressives* révèlent une évanescence des piliers de la médecine traditionnelle. D'autre part, la médecine traditionnelle s'adapte à la modernité africaine. Les bricolages étiologiques, discursifs, organisationnels et techniques relatifs à la préparation, au conditionnement, à la présentation, à l'exposition et à la conservation des médicaments traditionnels sont des nouveautés apportées à cette médecine. Toutes choses qui montrent que la vision *exotique* relative à la médecine traditionnelle n'est plus d'actualité dans la ville de Mbacké. Les guérisseurs s'adaptent à la modernité. Ils bricolent, transforment, empruntent et intègrent des éléments matériels et symboliques liés à la modernité européenne et arabe.

Ces bricolages montrent aussi que la continuité de certains éléments de la *tradition* en *modernité* est effective. La médecine traditionnelle se maintient en subissant des transformations et des bricolages. C'est, du reste, dans cette perspective que Georges Balandier écrivait : « les agencements culturels ne peuvent être appréhendés sous le seul aspect des principes qui les régissent et de leur existence formelle, ils ne prennent leur pleine signification que s'ils sont rapportés aux mouvements et conjonctures historiques qui les façonnent et les affectent »[255].

Dans le domaine des représentations, nous avons relevé diverses *représentations conflictuelles* de la médecine traditionnelle. En effet, l'univers sociosymbolique de cette ville, caractérisé par l'interaction conflictuelle entre les croyances islamiques, traditionnelles, mourides, arabes et occidentales, déteint sur les *représentations de la médecine traditionnelle*. C'est ainsi que nous avons observé, globalement, deux conflits de représentations de la MT.

Le premier conflit de représentations oppose *conceptions islamiques* et *conceptions traditionnelles.* Nous constatons un rejet, une inacceptation des pratiques thérapeutiques traditionnelles telles que l'utilisation de substances d'origine animale, d'incantations, de rituels sacrificiels, de procédures divinatoires traditionnelles, de fétiches, d'une conception personnaliste des plantes, d'eaux lustrales, de bains supposés avoir une fonction immuno-thérapeutique, etc. Ces pratiques sont qualifiées de préislamiques et d'impures pour l'Islam. En lieu et place de ces pratiques de la médecine traditionnelle, nous relevons une forte adhésion à une médecine islamique en vogue à Mbacké. Cette dernière se base non seulement sur les *versets et sourates du Coran,* mais aussi sur les *xassida* de Cheikh Ahmadou Bamba. Cependant, il faut souligner que des mourides restent fidèles aux pratiques thérapeutiques traditionnelles en dépit de leur proscription ou condamnation par l'islam. Cette fidélité s'explique à la fois par la résistance culturelle du mouridisme à l'occidentalisation et à l'arabisation et par l'adaptation et l'acclimatation de l'Islam au contexte socioculturel d'alors, marqué par l'importance des croyances traditionnelles.

---

255 Georges BALANDIER, *Sociologie actuelle de l'Afrique noire*, Quadrige/PUF (3e édition), 1982, p. 6.

Le second conflit de représentations est consécutif à la cohabitation entre *médecine traditionnelle* et *médecine moderne.* Les *représentations conflictuelles* que les gens de Mbacké ont de ces médecines traduisent un manque d'appropriation culturelle et historique de la médecine moderne et résultent de la crise socio-économique. Elles s'expliquent par quatre facteurs : la résistance culturelle du mouridisme, l'opposition des conceptions de la *maladie* des deux médecines, la crise de la modernisation de la médecine moderne et la reconduction sans critique de la médecine moderne en contexte africain.

Tout compte fait, l'étude *de la médecine africaine dite traditionnelle* dans un contexte de *dynamique interculturelle* et de *modernisation* permet de renouveler les recherches dans ce champ cognitif et d'identifier des univers thématiques pertinents pour les sciences humaines et sociales en Afrique. Ces sciences peuvent participer à l'éclairage des enjeux et problématiques qui gravitent autour de la *médecine traditionnelle*. Parmi ces enjeux, nous pouvons retenir les enjeux d'ordres *industriel, scientifique, juridique, idéologique*, etc., qui sont étroitement liés. Les sciences humaines et sociales sont invitées à prendre part dans le débat d'actualité délicat et sensible relatif à la collaboration entre *médecine traditionnelle* et *médecine moderne*.

L'enjeu industriel est celui de l'industrie pharmaceutique.[256] Même si les recherches pharmaceutiques sont coûteuses, leurs intérêts sont

[256] Déjà en 1983, Edward S. AYENSU montrait l'intérêt de l'étude des plantes, mais aussi les *menaces* dans l'article intitulé « Plantes menacées utilisées en médecine traditionnelle », in Robert H. BANNERMAN, John BURTON, Wen-Chieh CH'EN, *Médecine traditionnelle et couverture des soins de santé primaires, textes choisis à l'intention des administrateurs de santé*, OMS, Genève, 1983, p. 171.

évidents. De nombreuses plantes médicinales restent à étudier et des principes actifs à exploiter à des fins thérapeutiques. L'éclairage des sciences humaines et sociales consistera à étudier sans a priori les conceptions des *plantes* dans l'univers cosmologique et cosmogonique africain de même que les pratiques cultuelles et culturelles qui présidaient à leurs choix et à leurs préparations.

Du point de vue idéologique, les enjeux sont importants en Afrique. En effet, dans les débats qui opposent *médecine traditionnelle* et *médecine moderne*, certaines prises de position rejettent de manière systématique les recherches allant dans le sens des médecines traditionnelles et refusent de qualifier ces dernières de *médecines*. Elles n'auraient rien à nous apprendre du point de vue médical. Un tel rejet est *idéologique.*[257] En toute objectivité, les sciences sociales pourront dévoiler les discours idéologiques que certains chercheurs ont sur la médecine traditionnelle africaine. Cette dernière non seulement mérite d'être encadrée, mais aussi, a son mot à dire sur la *médecine* et sur certaines maladies.

Toutefois, pour parvenir à cet *éclairage idéologique* des discours sur la médecine traditionnelle, les sciences

---

[257] Soulignons que la Déclaration universelle sur la bioéthique et les droits de l'homme adoptée par la Conférence générale de l'UNESCO le 19 octobre 2005 stipule en son article 12 l'importance du pluralisme et de la diversité culturelle. Elle réaffirme l'attachement de l'UNESCO au respect de ces principes, également proclamés par la Déclaration universelle sur la diversité culturelle (2005) qui, dans son article 4, met l'accent sur la défense de la pluralité culturelle comme impératif éthique, inséparable du respect de la dignité de la personne humaine. L'article 17 de la Déclaration universelle sur la bioéthique et les droits de l'homme rappelle « le respect des savoirs traditionnels ». Fort de ces constats, le CIB — Comité international de bioéthique — avait décidé d'inscrire la question de la médecine traditionnelle et ses implications éthiques au programme de travail du CIB pour 2010-2011.

humaines et sociales doivent éviter d'être les servantes et les instruments des appareils de l'État, des organismes internationaux et des bailleurs de fonds. Éviter une telle instrumentalisation est difficile, car les bailleurs de fonds et les organismes internationaux financent les recherches sur la médecine traditionnelle, dictent les orientations stratégiques et imposent souvent leurs schémas de pensée. Dès lors, pour parvenir à cet *éclairage idéologique*, les chercheurs doivent interroger *l'historicité des concepts*, des *théories* et des *paradigmes* auxquels les sciences sociales ont recours pour comprendre la médecine traditionnelle. Cerner de manière critique le poids des notions qui gravitent autour de la médecine traditionnelle, leur historicité, est une approche intéressante et un détour obligatoire pour dépouiller le discours idéologique produit sur la médecine traditionnelle et construire un discours scientifique sur cette médecine.

Au-delà de la nécessité d'une réflexion critique sur le *discours idéologique* produit sur la médecine africaine dite traditionnelle, les chercheurs en sciences humaines et sociales peuvent se prononcer sur une thématique sensible et délicate : *la collaboration entre médecine traditionnelle et médecine moderne.* Cette collaboration passe par l'entremise d'une réflexion critique objective sur les pratiques et conceptions utilisées par chaque médecine. Cette perspective critique peut être effectuée en vue d'une « complémentarité dynamique »[258]. En effet, la démarche comparative qui a été de mise ne semble pas donner les résultats escomptés. L'histoire montre que les promoteurs de la médecine moderne s'étaient auto-investis d'une « mission civilisatrice », éclairés par la certitude d'être dans la vérité. Par conséquent, la frontière s'est creusée entre les deux médecines. L'une des explications est l'absence de

[258] Simone Pierre MVONE-NDONG, *op. cit.*, p. 171.

rupture épistémologique. La remise en question de certains caractères admis comme invariants, dans l'une ou l'autre culture, ne s'est pas faite et n'a pas pu profiter à la rencontre des deux médecines. L'une comme l'autre construisent leur cadre de référence avec des *invariants* contraires : les promoteurs de la médecine moderne prônent la *rationalité* comme fondement explicatif des maladies et des traitements suspectant l'approche *spiritualiste* et les promoteurs de la médecine traditionnelle se trouvent enfermés dans la *tradition* et le *religieux*.

Les *invariants* sont restés figés dans leurs caractéristiques réciproques et n'ont pas pu être le terrain de remise en question. Fort de ce constat, il est intéressant de réengager un véritable travail d'apprivoisement réciproque des deux médecines dont la cohabitation dans l'Afrique contemporaine génère un élargissement de l'offre de soins. Il ne s'agit pas de remettre en cause toute la pensée médicale. Le caractère scientifique, porté par plus de trois siècles de rationalisme confirmé par le progrès de la médecine, doit permettre un élargissement du champ de recherche. C'est dire que la *collaboration entre médecine traditionnelle et médecine moderne* dans un système de santé fiable et efficient ne peut se faire qu'à partir d'une étude qui prendra en compte les réalités culturelles locales.

Ce modèle de la « complémentarité dynamique » semble intéressant pour l'élaboration d'un système de santé qui tienne compte du génie culturel traditionnel africain. Il faut dire que le développement de tout homme est fonction de son environnement et sa manière d'apprécier les rapports avec l'autre dépend particulièrement de sa culture. Ne pas tenir compte de ce principe, c'est se heurter à des incompréhensions et à des *représentations négatives* — comme nous l'avons constaté dans l'analyse des représentations de la médecine moderne dans la ville de Mbacké. En effet, si de manière générale, l'entrée des peuples africains dans la modernité a changé les structures de vie, il faut dire qu'à bien des égards, l'homme africain garde ancrée sa vision du monde. En ce sens, c'est dans l'intimité de leurs croyances que certains Africains vivent leurs états de morbidité et expliquent leurs réactions face à la maladie ou la guérison. Ces remarques nous conduisent à dire que les deux systèmes de traitement peuvent se féconder réciproquement : chercher une intégration à sens unique, c'est aboutir à des échecs. Mais pour parvenir à cette « complémentarité dynamique », il faut opter pour la codification et la théorisation de la médecine traditionnelle afin de la proposer officiellement aux établissements universitaires.

Enfin, cette étude peut aussi permettre d'entreprendre des projets de recherche sur les *défis de la médecine traditionnelle africaine*. En effet, les produits de mauvaise qualité qu'on retrouve sur le marché constituent des risques sérieux pour la sécurité des patients. De même, la disparition des guérisseurs expérimentés sans héritage écrit, l'extinction de nombreuses espèces végétales et animales ainsi que la quasi-absence des jeunes dans cette thérapie représentent des menaces pour l'avenir de cette médecine.

TRANSCRIPTION DES TERMES WOLOF

QUELQUES INDICATIONS POUR LA LECTURE DES TERMES WOLOF

Pour l'écriture des termes wolof, nous nous sommes conformés : à Jean-Léopold Diouf (*Dictionnaire wolof-français et français-wolof*, Karthala, 2003, 591 p.), à Arame Faal (*Mbindum baat yi ci làmmiñu wolof : Dictionnaire orthographique de la langue wolof illustré de proverbes,* 2000, 132 p.)[259] et au décret n° 2005-992 du 21 octobre 2005 relatif à l'orthographe et à la séparation des mots en wolof.

Pour la lecture des termes wolof, il faut retenir que les lettres suivantes : c, x, ñ, ŋ, q, j, changent de prononciation.

C = ti (comme dans **ti**ens). Exemple : *cant* (remerciements).

Ñ = gn (comme dans pa**gne**). Exemple : *ñor* (mûr).

J = di (comme dans **Di**eu). Exemple : *jinne* (diable).

[259] Ces auteurs se sont référés aux décrets fixant les alphabets des six langues nationales : le décret n° 68-871 du 24 juillet 1968, le décret n° 71-566 du 21 mai 1971 et le décret n° 72-702 du 16 juin 1972. Les décrets relatifs à la séparation des mots en wolof sont les suivants : le décret n° 75-1026 du 10 octobre, modifié par le décret n° 85-1232 du 20 novembre 1985 (voir décret n° 2005-992 du 21 octobre 2005).

X = renvoie à ***J*** espagnol (comme dans ***jota***). Exemple : *xass* (racine).

Ŋ= *ng (*comme dans parki**ng**). Exemple : *Ŋaaŋ* (ouvrir la bouche).

Q= *qaf* arabe (comme dans **Co**ran). Exemple : *naqar* (malheur).

Le son de certaines voyelles wolof est plus fermé qu'en français.

✓ Le *a* est plus fermé que *à.* Ce *à* correspond au *a* français.

✓ Le *u* se prononce comme ***ou.***

✓ Le *e* renvoie à *ê* comme dans « fête ».

✓ Le *ë* se prononce *eu* comme dans « feu » et « peu ».

✓ Le *o* = o ouvert comme dans « bonne » et « pomme ».

✓ Le *ó* = o fermé comme dans « chose » et « dose ».

LEXIQUE DE QUELQUES TERMES WOLOF[260]

Coro-rab **:** littéralement « fiancée *rab* ». Elle renvoie à « succube » (voir *faru-rab*).

Cosaan : origine, genèse.

Dëmm : sorcellerie-anthropophage, personne qui aurait des dons de vampire agissant à distance (sorcière). Le terme *njëgteef* est aussi utilisé par les Wolofs.

Digal, ndigal : conseiller, recommander.

Diss : lourd.

Doomu-jàngoro **:** microbe.

Donn : héritier.

Faj : soigner.

Faru-rab **:** littéralement « fiancé *rab* » ; il renvoie à « incube ».

Fit : âme, esprit, courage.

Fuuf : exprime l'idée de consommer goulûment quelque chose.

Jagadi : ne pas être dans l'état qu'il faut ; avoir ses règles.

Jàmm :paix.

Fank : épargner quelque chose à quelqu'un.

Fas : nœud.

Feebar : maladie, avoir la fièvre.

---

[260] Ce lexique est indicatif. Les conceptions socio-anthropologiques qui sous-tendent certaines notions sont précisées et détaillées dans le texte.

Fépp : partout.

Féex : être tranquille, être frais.

Garab : médicament, arbre.

Gisaane : voyance, fait de dire la bonne aventure.

Gisaanekat : diseur de bonne aventure, voyant.

Gudd fan : longue vie.

Jagadi : être malade.

Jàmm ak xeewal : paix et aubaine.

Jàngoro : maladie.

Jébbalu : don de soi.

Jërëjëf : merci.

Jinne : être surnaturel invisible à l'homme, auquel il peut se manifester sous différentes formes et à l'égard duquel il peut être bon ou méchant.

Karr : parole de protection que l'on ajoute après avoir fait une observation sur la qualité de quelqu'un ou de quelque chose pour conjurer la mauvaise influence que pourrait exercer la langue.

Làmmiñ : langue.

Liggéey : travailler, faire un travail, jeter un sort à quelqu'un.

Lépp : tout.

Lott : être à bout de force, être exténué.

Maam : grand-père, ancêtre.

May : don.

Mindeef, mbindeef : créature.

Muñ : patienter, endurer.

Musal : préserver d'un mal.

Musiba : malheur.

Maxtume : sacoche.

Mbugël : torture, châtiment.

Ñakka wér : manquer de la santé.

Naawtal : jeter un sort à quelqu'un en sorte qu'il éprouve toujours le besoin de partir.

Naxari : amer.

Nattu : éprouver, tester.

Nattu : épreuve.

Ndëpp : cérémonie de danse d'exorcisme. Chant et danse d'exorcisme des Wolofs et Lébous. Rituel religieux dans le registre du culte traditionnel des ancêtres.

Ndogal : jugement, décision.

Ñépp : tous.

Ngelaw : vent.

Noon : ennemi

Nóoxóor : personne dont le père serait sorcier et la mère ne le serait pas.

Pettaw : méthode de divination traditionnelle, lire la bonne aventure avec les cauris.

Rab : animal, esprit, génie.

Rawaan : créature angélique qui apporte la chance.

Reen : racine.

Sangat : donner à quelqu'un un bain lustral.

Sangatu : prendre un bain lustral.

Sangoo : se baigner avec.

Sériñtu : avoir recours au service d'un féticheur.

Seytaane : se dit de quelqu'un qui a l'esprit tel qu'il cherche toujours à provoquer le mal.

Saafara : préparation magique sous forme de liquide, philtre.

Sabab : motiver, provoquer un fait, être la cause.

Safaano : en mauvais état, déséquilibré.

Sarax : aumône.

Saraxe : faire l'aumône.

Sant : remercier, louer.

Sëqat : tousser, toussotement.

Seet : littéralement : chercher, inspecter, dire la bonne aventure et pratique divinatoire.

Siburu : avoir le paludisme, la malaria.

Takkander : ombre du corps, reflet du corps.

Tane : aller mieux.

Tani : divination par les cauris.

Tawat : être malade.

Tawféex : bonheur retrouvé, en train d'être acquis.

Tëdd : se coucher.

Tooke : effet du venin.

Tuur : tout ce qui peut être considéré comme abritant l'âme du fétiche protecteur de la famille : animal, bout de bois, totem, mascotte. Il renvoie aussi à un lieu considéré comme sanctuaire des fétiches protecteurs de la famille.

Tuuru : faire des libations au sanctuaire des fétiches.

Wax : parole, langage.

Wér : être saint, être guéri.

Wéradi : maladie, précarité de la santé, mauvaise santé.

Wopp : maladie.

Xaatim : tracer, écrire une figure ésotérique.

Xas : écorce d'un arbre.

Xamb : lieu de culte, autel domestique aux ancêtres. Ensemble de poteries où sont gardées les eaux de culte aux esprits. Endroits où sont gardés les pots et où on prend les bains lustraux.

Xarfafuufa : ensemble de fétiches de tout genre (racine, poudre, etc.).

Xeewal : bonheur, succès.

Yàlla : Dieu.

Yaram : corps, organisme.

RÉFÉRENCES BIBLIOGRAPHIQUES

- ABRIC Jean-Claude, *Pratiques sociales et représentations*, Paris, PUF, 1994, p. 220.

- ABDELMALEK Ali Ait et GÉRARD Jean-Louis, *Sciences humaines et soins. Manuel à l'usage des professionnels de santé*, 2e édition, Paris, 2001, 388 p.

- ACKERKNECHT Erwin Heinz, "Natural diseases and rational treatment in primitive medicine", in *Bulletin of the History of medicine*, XIX, 1946, pp. 467-497.

- ADOUKONOU Barthélemy, « Religions et médecine africaine traditionnelle », in *Le sillon noir. Une expérience africaine d'inculturation*, Quartier Intellectuel Communautaire, Cotonou, 1991, 240 p.

- ADOUKONOU Barthélemy, *Vodun. Sacré ou violence ? Mewihwêndo et la question éthique au cœur du sacré*, thèse de doctorat d'État de sociologie, Paris V-Sorbonne, T. II, Cerf, Paris, 1989, p. 667.

- ANDEZIAN S., « Les nouvelles représentations de la santé et de la maladie : la dialectique entre tradition et modernité », in RETEL-LAURENTIN A., *Étiologie et perceptions de la maladie dans les sociétés modernes et traditionnelles*, L'Harmattan, 1987, pp. 429-435.

- AYENSU S. Edward, « Plantes menacées utilisées en médecine traditionnelle », in BANNERMAN Robert H., BURTON John et Wen-Chieh CH'EN, *Médecine traditionnelle et couverture des soins des soins de santé primaires, textes choisis à l'intention des administrateurs de santé*, OMS, Genève, 1983, 335 p.

- RETEL-LAURENTIN Anne, *Oracles et ordalies chez les Nzakara*, Paris, Mouton, 1969, 418 p.

- BALANDIER Georges, *Sociologie actuelle de l'Afrique noire,* Paris, PUF, 1982, 529 p.

- BALANDIER Georges, *Sens et puissance : les dynamiques sociales*, Paris, PUF, 1986, 334 p.

- BANNERMAN Robert H., « Place de la médecine traditionnelle dans les soins de santé modernes », in *Forum Mondial de la Santé*, 1982, pp. 8-29.

- BANNERMAN Robert H., *Le programme OMS de médecine traditionnelle*, Chronique OMS, Genève, 1977, 31, pp. 463-464.

- BANNERMAN Robert H., BURTON John, Wen-Chieh CH'EN, *Médecine traditionnelle et couverture des soins des soins de santé primaires, textes choisis à l'intention des administrateurs de santé,* OMS, Genève, 1983, 335 p.

- BAYARD Jean-Pierre, *Les talismans*, Paris, TCHOU, 1976, 300 p.

- BENOIST Jean, *Anthropologie médicale en société créole*, Paris, PUF, 1993, 288 p.

- BENOIST Jean, « Sur la contribution des sciences humaines à l'explication médicale » in *Anthropologie et société*, vol. 5, n° 2, 1981, Numéro intitulé : *La dynamique bio-sociale*, Québec, Département d'anthropologie, université Laval, pp. 5-15.

- BERTHELOT Jean-Michel, « Le devoir d'inventaire », in CABIN Philippe et DORTIER Jean-François, *La sociologie. Histoire et idées*, Sciences humaines, 2000, pp. 247-254.

- BOILAT David, *Esquisses sénégalaises*, introduction d'Abdoulaye Bara DIOP, Karthala, 1964, 499 p.

- BOLTANSKI Luc, *Prime éducation et morale de classe*, Paris-La Haye, Mouton, 1969, pp. 57-63.

- BOURDIEU Pierre, avec WACQUANT J. D. Loïc, *Réponses. Pour une anthropologie réflexive*, Paris, Seuil, 1992, 270 p.

- BOURDIEU Pierre, *Le sens pratique*, Paris, Les éditions de Minuit, 1980, 475 p.

- BOURRICAUD François, *Le bricolage idéologique. Essai sur les intellectuels et les passions démocratiques*, Paris, PUF, 1984, 271 p.

- CANGUILHEM Georges, *Le normal et le pathologique*, Paris, PUF, 1976, 240 p.

- Piero COPPO, « Interprétation des maladies et leur classification dans la médecine traditionnelle dogon (Mali) II, Les troubles psychiques », in *Psychopathologie africaine*, Volume XXVI, I, 1994.

- CLEMENTS Forrest Edward, "Primitive concepts of disease", *American Archeology and Ethnology*, 1932, Berkeley, University of California, 32.2, pp. 185-252.

- Commission sur la Recherche technique et scientifique, *Pharmacopée africaine,* Organisation de l'Unité Africaine/Lagos (Nigeria), vol. 1, 3e édition, 1985, 264 p.

- Conseil économique, social et environnemental du Sénégal, *Rapport des travaux de la deuxième session extraordinaire de l'année 2016*, p. 24.

- COPANS Jean, *Stratification sociale et organisation du travail agricole dans les villages wolof mourides du Sénégal*, Paris, EPHE, 1973, 370 p.

- CRDI, *La médecine traditionnelle au Zaïre : fonctionnement et contribution potentielle au service de santé*, Ottawa, 1979, 63 p.

- DEBALLE Maurice, « Contribution à l'étude anthropologique de la pharmacopée et médecine traditionnelles centrafricaines », in *Pharm. Méd. Trad. Afri.* 2001, Vol. 11, pp. 69-76.

- DEMBÉLÉ Salifou, *Recherche sur la réglementation de la médecine traditionnelle en Afrique noire*, Atelier national de reproduction des thèses, présentée et soutenue le 25 janvier, 1997, 417 p.

- DIALLO Yora Diop, *La mortalité maternelle à Saint-Louis : analyse des logiques d'action des différents acteurs*, thèse de doctorat sous la direction de Gora MBODJ, 2008.

- DIOP Babacar, « Les piliers de la médecine africaine dite "traditionnelle" en péril : de la nécessité de la protection des savoirs thérapeutiques locaux », in *Notes Africaines*, IFAN-UCAD, numéro 211-212, 2018, pp. 42-45.

- DIOP Babacar, « Évanescence des piliers de la médecine africaine dite "traditionnelle" : de la nécessité de la protection des savoirs thérapeutiques locaux », in *Revue sénégalaise sociologie*, N/11,2017, pp. 145-160.

- DIOP Babacar, *Dynamique des représentations des causes de la maladie et des représentations de la médecine traditionnelle dans la ville de Mbacké au Sénégal*, sous la direction du Professeur Issiaka-P. L. LALÈYÊ, soutenue le 22 juillet 2014.

- DIOP Sarr Amadou, *Pluralité et logiques des paradigmes dans le champ des théories africanistes du développement. Étude des questions épistémologiques et idéologiques* (sous la direction d'Issiaka-Prosper LALÈYÊ et Jean-Émile CHARLIER), mai, 2007, 416 p.

- DIOUF Jean-Léopold, *Dictionnaire wolof-français et français-wolof*, Karthala, 2003, 591 p.

- DIOUF Khady Gaye, *Les plantes médicinales dans la prise en charge sanitaire au Sénégal. À propos d'une enquête auprès des foyers et professionnels de santé de la région de Dakar*, juillet 2008, 85 p.

- DJUKANOVIC V. et MACH E. P., *Comment répondre aux besoins sanitaires fondamentaux des populations dans les pays en voie de développement*, FISE/OMS, Genève, 1975, 130 p.

- DOZON Jean-Pierre et SINDZINGRE Nicole, « Pluralisme thérapeutique et médecine traditionnelle en Afrique contemporaine », in *La santé dans le tiers-monde*, n° XII, premier semestre, 1986, pp. 43-52.

- DOZON Jean-Pierre, « Ce que valoriser la médecine traditionnelle veut dire », in *Politique Africaine*, n° 28, 1987.

- DURKHEIM Émile, « Représentations individuelles et représentations collectives », in *Revue de métaphysique et de morale*, Tome IV, mai 1898, Édition de sociologie et de philosophie, Paris, PUF, 1967, pp. 1-48.

- EL BOKHARI, *L'authentique tradition musulmane. Choix de h'adîths.* Paris, Fasquelle, 1964, 347 p.

- ELUNGU PEA, *Tradition africaine et rationalité moderne*, L'harmattan, Paris, 1987, 185 p.

- ERNY Pierre, *Au fil de l'existence humaine. Premières approches en anthropologie. Culture et cosmologie*, Paris, L'Harmattan, 2001, 351 p.

- FALL Mouhamedoune Abdoulaye, *Économie populaire et modernisation endogène. Les conflits de représentations dans la promotion de l'entrepreneuriat à Saint-Louis*, 2009-2010.

- FASSIN Didier, « Maladie et médecines », in FASSIN Didier et JAFFRE Yannick, *Sociétés, développement et santé*, Universités Francophones, UREF, ELLIPSES/AUPELF, Paris, 1990, pp. 38-49.

- FASSIN Didier, *Pouvoir et maladie en Afrique : anthropologie sociale de la banlieue de Dakar*, PUF, 1992, 359 p.

- FERNANDES Valentim, *Description de la côte occidentale d'Afrique (Sénégal au Cap de Monte, Archipels)* : 1506-1510, traduction par Th. MONOD, A. TEIXEIRA DA MOTA et R. MAUNY, Bissau, 1951, 227 p.

- FERRÉOL Gilles, CAUCHE Philippe, DUREZ Jean-Marie, GADREY Nicole, SIMON Michel, *Dictionnaire de sociologie*, Paris, Armand Colin, 1995, 315 p.

- FONTAINE Michel, *Santé et culture en Afrique noire*, Paris, Harmattan, coll. « Afrique 2000 », 319 p.

- FOSTO DJEMO Jean-Baptiste, *Le regard de l'autre. Médecine traditionnelle africaine*, Paris, SILEX, 448 p.

- FOSTER George McClelland, « Introduction à l'ethnomédecine », in BANNERMAN Robert H., BURTON John, CH'EN Wen-Chieh, *Médecine traditionnelle et couverture des soins des soins de santé primaires, textes choisis à l'intention des administrateurs de santé*, OMS, Genève, 1983, pp. 17-32.

- GOLLNHOFER Otto et SILLANS Roger, « Cadres, éléments et techniques de la médecine traditionnelle Tsogho. Aspects psychothérapeutiques », *Psychopathologie africaine*, 1975, pp. 285-321.

- GRAWITZ Madeleine, *Lexique des sciences sociales*, éditions DALLOZ, 2004, 421 p.

- GRAVRAND Henry, « Aux sources de la vie humaine d'après les traditions serer du Sine », *Psychopathologie Africaine*, 1965, pp. 286-302.

- GRAVRAND Henry, « Le *Lup* serer. Phénoménologie de l'emprise des *Pangol* et psychothérapie des possédés », *Psychopathologie africaine*, Volume II, 2, 1966, pp. 195-226.

- GRAVRAND Henry, *Civilisation sereer-cosaan. Les origines*, Les Nouvelles Éditions Africaines, 1983, 361 p.

- GRAVRAND Henry, « Le symbolisme sérèr », in *Psychopathologie africaine*, 9/2,1973, pp. 237-265.

- GRIAULE Marcel, *Dieu d'eau. Entretiens avec Ogotemmêli*, Paris, Fayard, 1966, 209 p.

- GRUÉNAIS Marc-Éric, « Vers une nouvelle médecine traditionnelle en Afrique : l'exemple du Congo », *La revue du praticien*, T.5, n° 141, 10 mai, 1991, pp. 3-5.

- GUEYE Cheikh, « Touba, enveloppe et produit d'une confrérie en mutation », in DIOP Momar Coumba (dir.), *La société sénégalaise entre le local et le global*, Karthala, Paris, 2002, pp. 597-636.

- GUEYE Cheikh, *L'Organisation de l'espace dans une ville religieuse : Touba (Sénégal)*, thèse de doctorat, Strasbourg, Université Louis Pasteur, 1999, 650 p.

- HEGBA Meinrad Pierre, « Le mouvement charismatique en Afrique », in *Études*, n° juin-juillet 1995, pp. 67-75.

- HELMAN Cecil G., *Culture, Health and Illness. An Introduction for Health Professionals*, London, Wright, (1990), 2007, 512 p.

- HERZLICH Claudine, « Médecine moderne et quête du sens : la maladie signifiant social », in *Le sens du mal : anthropologie, histoire, sociologie de la maladie*, Paris, Édition des Archives contemporaines, 1984, pp. 189-215.

- HERVIEU-LEGER Danièle, « Bricolage vaut-il dissémination ? Quelques réflexions sur l'opérationnalité sociologique d'une métaphore problématique », *Social Compass —Revue internationale de sociologie de la religion* (Sage Publications), vol. 52, n° 3, septembre, pp. 295-308.

- HEUSCH Luc (de), « Le sorcier, le Père Tempels et les jumeaux mal venus », in *La notion de personne en Afrique noire*, Paris, Colloques internationaux du CNRS, n° 544, 1981, pp. 231-241.

- HEUSCH Luc (de), *Le sacrifice dans les religions africaines*, Paris, Gallimard (Bibl. des sciences humaines), 1986, 354 p.

- HUNTINGTON Samuel, *Le choc des civilisations*, Paris, Odile-Jacob, 402 p.

- ISMAIL Mohammad, *Le remède par le Coran*, Dar Al-Kotob Al-llmiyah, 2010, 168 p.

- JANZEN John, *La quête de la thérapie au bas-Zaïre*, Paris, Karthala, 1995, 284 p.

- *Jeune Afrique Économie*, 16 février–1er mars 1998.

- KALIS Simone, *Médecine traditionnelle, religion et divination chez les seereer siin du Sénégal. La connaissance de la nuit*, L'Harmattan, 1997, 335 p.

- KERHARO Joseph et THOMAS Louis-Vincent, « La médecine et la pharmacopée des Diola de basse-Casamance, Sénégal », *Bull. Soc. Médic. Afrique Noire langue franç.*, 1962, 7, pp. 667-695.

- KERHARO Joseph et ADAM J. G., *La pharmacopée sénégalaise traditionnelle. Plantes médicinales et toxiques*, Paris, Vigot Frères, 1974, 1011 p.

- KLEINMAN Arthur, "Concepts and a model for the comparison of medical systems as cultural systems", in *Social science and medicine*, 12(2B), 1978, pp. 85-93.

- KOUMARÉ Mamadou, « Médecine et psychiatrie traditionnelles en Afrique », in BANNERMAN Robert H., BURTON John et Wen-Chieh CH'EN, *Médecine traditionnelle et couverture des soins de santé primaires, textes choisis à l'intention des administrateurs de santé*, OMS, Genève, 1983, pp. 25-32.

- LALÈYÊ Issiaka-P. Latoundji, *Pour une anthropologie repensée, ORI L'ONI-SHE ou de la personne comme histoire. Approche phénoménologique des cheminements de la liberté dans la pensée Yoruba*, La pensée Universelle, Paris, 1977, 158 p.

- LALÈYÊ Issiaka-Prosper, « La raison, une invention de l'Occident », in LALÈYÊ Issiaka-Prosper, PANHUYS Henry, VERHELST Thierry, ZAOUAL Hassan (dir.), *Organisations économiques et cultures africaines. De l'homo oeconomicus à l'homo situs*, L'harmattan, 1996, p. 465-470.

- LALÈYÊ Issiaka-Prosper Latoundji, « Comprendre la médecine traditionnelle africaine », in *Dossiers Soins africains et Soins en Afrique*, Fondation Ling Lausanne, n° 22, février 2001.

- LAPLANTINE François, *Maladies mentales et thérapie traditionnelles en Afrique Noire*, Encyclopédie Universitaire, Jean-Pierre Delange, Éditions Universitaires, 1976.

- LAPLANTINE François et RABEYRON Paul-Louis, *Les médecines parallèles*, Paris, PUF, coll. « Que sais-je ? », 1987, 127 p.

- LAPLANTINE François et NOUSS Alexis, *Le métissage : un exposé pour comprendre, un essai pour réfléchir,* Paris, Flammarion, coll. « Dominos », n° 145, 1997, 127 p.

- MAHJOUB Salem, *Une lecture personnelle dans l'histoire de la médecine en Afrique subsaharienne*, 29e journée d'études et de formation administrative continue de l'Administration universitaire francophone et européenne en médecine et odontologie, Bamako, novembre 2009.

- MARY André, *Le bricolage africain des héros chrétiens*, Paris, Le Cerf, 2000, 217 p.

- MASSE Raymond, *Culture et santé publique. Les contributions de l'anthropologie à la prévention et à la promotion de la santé*, Montréal, Gaëtan Morin, 1995, 499 p.

- MAUSS Marcel, *Sociologie et anthropologie*, Paris, Quadrige/PUF (1950) 1989, 482 p.

- M'BOKOLO Elikia, « Histoire des maladies ; histoire et maladie : l'Afrique », in *Le sens du mal. Anthropologie, histoire et sociologie de la maladie*, sous la direction de AUGÉ Marc et HERZLICH Claudine, collection « Ordre sociaux », éd. des Archives contemporaines 1984, pp. 155-186.

- M'BOW Seriñ Babacar, *La voie Baye-fall. Maam Cheikh Ibra Fall ou la Lumière du dedans*, Genève, impression privée, 2000, 120 p.

- *Monographie sur Mbacké*, Ministère des Travaux publics, de l'Urbanisme et des Transports, 1974.

- MONTEIL Vincent, *L'islam noir*, Paris, Seuil, 1964, 367 p.

- MONTEIL Vincent, *Esquisse sénégalaises* (Wâlo-Kayor-Dyolof-Mourides-Un visionnaire, IFAN-Dakar, 1966, 243 p.

- MONTEILLET Nicolat, *Médecine et sociétés secrètes au Cameroun*, Paris, L'Harmattan, 2006, 324 p.

- NIANG Cheikh Ibrahima, *Santé, société et politique en Afrique*, CODESRIA, 2008, 137 p.

- NDONG MVONE Simone Pierre, *Imaginaire de la maladie au Gabon. Approche épistémologique*, L'harmattan, Paris, 2007, 194 p.

- NDAW Alassane, *La pensée africaine : recherche sur les fondements de la pensée négro-africaine,* préface Léopold Sédar SENGHOR, Les Nouvelles Éditions Africaines du Sénégal, Dakar, 1997, 286 p.

- O'BRIEN D. Cruise, *The mourides of Senegal. The Political and Economic Organization of an Islamic Brotherhood*, Oxford, Clarendon Press, 1971, 321 p.

- O'BRIEN D. Cruise, « Le talibé mouride : la soumission dans une confrérie religieuse sénégalaise », *Cahiers d'Études Africaines*, X, 1970, pp. 562-578.

- OLIVIER de SARDAN Jean-Pierre, *Anthropologie et développement : essai en socio-anthropologie du changement social*, Paris, APAD/Karthala, 1995, 221 p.

- OLIVIER de SARDAN Jean-Pierre, *La rigueur du qualitatif : les contraintes empiriques de l'interprétation socio-anthropologique*, Academia Bruyant, 2008, 365 p.

- OLIVIER de SARDAN Jean-Pierre, « Le culturalisme traditionaliste africaniste : analyse d'une idéologie scientifique », in *Cahier d'Études africaines*, L (2-3-4), 198, 199, 200, 2010, pp. 419-453.

- *Organisation Mondiale de la Santé*, Genève, Stratégie de l'OMS pour la M. T. 2002-2005.

- Organisation des Nations unies pour l'éducation, la science et la culture, Comité international de Bioéthique (CIB), *Avant-projet de rapport sur la médecine traditionnelle et ses implications éthiques*, SHS/EST/CIB-17/10/CONF.501/3.

- QUIVY Raymond et CAMPENHOUDT Luc (van), *Manuel de recherche en sciences sociales*, DUNOD, Paris, 1995, 287 p.

- RANDRIA J. N., « Approches cliniques des médecines traditionnelles », in *Réunion sous-régionale de l'Océan indien*, Madagascar, 26-30 avril, 1993, *Médecine traditionnelle et pharmacopée, environnement et développement durable*, ACCT, 1993, pp. 31-38.

- *Rapport de situation sur la décennie de la médecine traditionnelle dans la région africaine*, Brazzaville, Bureau régional de l'OMS pour l'Afrique, 2011 (AFR/RC61/PR/2).

- REY Roselyne, *Histoire de la douleur*, Paris, La Découverte, 2000, 420 p.

- RIESMAN Paul, « La personne et le cycle de vie dans la vie sociale et la pensée africaine », *Psychopathologie africaine*, 1988-1989, XXII, 3, pp. 327-363.

- RIESMAN Paul, « La personne et le cycle de vie dans la vie sociale et la pensée africaine », *Psychopathologie africaine*, 1992, XXIV, 1, pp. 79-108.

- RIVERS Williams Halse R., *Medicine, Magic and Religion*, Londres, Paul Kegan, 1924.

- ROSNY Éric (de), *L'Afrique des guérisons*, Paris, Karthala, 1992, 219 p.

- ROSNY Éric (de), « Les nouveaux guérisseurs africains », in *Revue Études*, n° 361, pp. 661-673.

- République du Sénégal, Ministère des Travaux publics de l'urbanisme et des Transports — Direction de l'urbanisme et de l'habitat *: ville de Mbacké, monographie*, mars, 1974.

- République du Sénégal, Ministre des Travaux publics de l'urbanisme et des Transports — Direction de l'urbanisme et de l'habitat : *Études de lotissements à Mbacké*, mars 1977, BCEOM.

- SAMB Amar, *Essai sur la contribution du Sénégal à la littérature d'expression arabe*, Dakar, IFAN, 1972, 531 p.

- SECA Jean-Marie, *Les représentations sociales*, Paris, Armand Colin, 2001, coll. « CURSUS Sociologie », 224 p.

- *Série des rapports techniques*, OMS, AFRO, n° 1, MT, Brazzaville, 1976.

- SIGERIST Henry E., A *history of medi*cine, Vol. 1, *Primitive and archaic medicine*, New York, 1951, Oxford University Press, 564 p.

- SOFOWORA Abayomi, *Plantes médicinales et médecine traditionnelle d'Afrique*, Karthala, 1996, 378 p.

- SOW Ibrahima, *Divination, marabout, destin : aux sources de l'imaginaire*, IFAN, Ch. A. Diop, 2009, 564 p.

- *Stratégie de l'OMS pour la médecine traditionnelle 2012-2014*, OMS.

- SYLLA Assane, *La philosophie morale des Wolof*, Dakar, Sankoré, 1994 (1re édition 1978), 219 p.

- TEIXEIRA Maria, *Rituels divinatoires et thérapeutiques chez les Manjak de Guinée-Bissau et du Sénégal*, Paris, L'Harmattan, collection « Connaissances des hommes », 2001, 256 p.

- THIAM El Hadji Ibrahima Sakho, *Les aspects du mouridisme*, thèse de doctorat, Université de Siegen, Département de Sciences politiques, Facultés des Sciences sociales, 2010, 278 p.

- THOMAS Louis-Vincent et LUNEAU René, *La terre Africaine et ses religions*, Paris, Larousse Université, 1975, 2e édition, L'Harmattan, 1981, 335 p.

- *Plan National de Développement sanitaire : 1998-2007*, République du Sénégal, Ministère de la Santé et de la Prévention.

- *Plan National de Développement sanitaire : 2009-2018*, République du Sénégal, Ministère de la Santé et de la Prévention, janvier 2009.

- *Plan National de Développement sanitaire et social,* Ministère de la Santé et de l'action sociale, 2019-2028.

- *Principes méthodologiques généraux pour la recherche et l'évaluation relatives à la médecine traditionnelle. WHO/EDM/TRM/2000.1, Organisation Mondiale de la Santé, Genève,* 2000.

- WARNIER Jean-Pierre, *La mondialisation de la culture*, Paris, La découverte, coll. « Repères », 3e édition, 2004, 120 p.

- WUNEMBURGER Jean-Jacques, *Imaginaires et rationalités des médecines alternatives*, Paris, Les Belles Lettres, 2006, 287 p.

- ZAHAN Dominique, *Religion, spiritualité et pensée africaines*, Paris, Payot, 1970, 239 p.

- ZEMPLENI András, « La maladie et ses causes », in *Causes, origines et agents de la maladie chez les peuples sans écriture*, L'Ethnographie, 1985, n° 96-97, pp. 13-44.

- ZEMPLENI András, « Anciens et nouveaux usages de la maladie en Afrique », in *Archives des sciences sociales des religions*, 54/1, 1982.

- ZEMPLENI András, *L'interprétation et la thérapie traditionnelles du désordre mental chez les Wolof et les Lébou (Sénégal)*, thèse de doctorat de 3e cycle en psychologie, Paris, 1968, 543 p.

TABLE DES MATIÈRES

Structures éditoriales du groupe L'Harmattan

L'Harmattan Italie
Via degli Artisti, 15
10124 Torino
harmattan.italia@gmail.com

L'Harmattan Hongrie
Kossuth l. u. 14-16.
1053 Budapest
harmattan@harmattan.hu

L'Harmattan Sénégal
10 VDN SICAP AMITIE 3
BP 45034 Dakar-Fann
direction@senharmattan.com

L'Harmattan Cameroun
Tsinga/Derrière polyclinique FECAFOOT
BP 11486 Yaoundé
Jacques.koukam@harmattan.fr

L'Harmattan Burkina Faso
Villa 281, secteur 23 623, rue 14.32
Ouagadougou
zagbie@outlook.fr

L'Harmattan Guinée
Almamya, rue KA 028 OKB Agency
BP 3470 Conakry
harmattanguinee@yahoo.fr

L'Harmattan RDC
185, avenue Nyangwe
Commune de Lingwala – Kinshasa
matangilamusadila@yahoo.fr

L'Harmattan Congo
219, avenue Nelson Mandela
BP 2874 Brazzaville
deunovmikhael@gmail.com

L'Harmattan Mali
Immeuble Mgr Jean Marie Cissé
Aci Hamadallaye
BP 145 Bamako
syllaka@yahoo.fr

L'Harmattan Togo
Djidjole – Maison Amela
face EPP BATOME
02 BP 20680 Lomé
didieramela11@gmail.com

L'Harmattan Côte d'Ivoire
Résidence Karl – Cité des Arts
Abidjan-Cocody
03 BP 1588 Abidjan
harmattan.ivoire@gmail.com

L'Harmattan Bénin
Rue 604, (Immeuble à l'entrée
de la rue UCAO- Cite de Saint-Jean)
Cotonou
stepcorpus@gmail.com

Nos librairies en France

Librairie internationale
16, rue des Écoles
75005 Paris
librairie.internationale@harmattan.fr
01 40 46 79 11
www.librairieharmattan.com

Librairie des savoirs
21, rue des Écoles
75005 Paris
librairie.sh@harmattan.fr
01 46 34 13 71
www.librairieharmattansh.com

CONCEPTION : PAO ÉDITIONS L'HARMATTAN SÉNÉGAL

Impression réalisée par l'imprimerie ILP DAKAR

Dépôt légal du 1er tirage : Quatrième trimestre 2025

Imprimé au Sénégal

www.ingramcontent.com/pod-product-compliance
Lightning Source LLC
LaVergne TN
LVHW021215061026
849535LV00008B/2745